KB051450

❀ 한평생 온 가족 건강을 위하여

치매 예방과 치료법

현대건강연구회 편

太乙出版社

□ 책 머리에

치매는 아름다운 결실의 노후를 방해하는 가장 큰 적이다

생활이 풍요로워지고 의료기술도 좋아져서 우리나라도 점점 고령 인구가 증가하고 있다. 한번뿐인 인생의 한계점이 연장되었으므로 그것은 역시 틀림없이 기뻐할 만한 일일 것이다.

하지만 그 기쁨이란 것이 아무 거리낌이 없는 종류의 것인지는 의문이다. 즉, 그저 기쁘게만 바라볼 수 있는 노후인지의 문제는 별개라는 얘기이다.

그런 의미에서 우리들이 맞이할 고령사회는 새삼 각각의 삶의 방법을 묻고 있는 것은 아닐까 하고 생각되어진다.

청춘시절이 인생의 봄, 꽃의 계절이라고 한다면 노후는 흔히 말해서 결실의 가을과 같다고 하겠다. 그러나 사실대로 말하자면 완전히 시들어서 늙어가는 겨울이라는 생각이 지금까지의 통념이었다.

그렇다면 겨울철도 무척이나 길어질 것이다. 이 기나긴 시간을 그저 단지 세속의 욕심을 떠나 조용히 살려고 마음먹고, 언제 찾아올지 모를 죽음에 대비하고 있는 것은 참으로 어리석은 일일 것이다.

그렇게 해서 스스로 자신을 서서히 죽여 가는 노후란 시대착오적인 생각인 것이다.

지나간 청춘이 되돌아 오지 않듯이 노후 역시 두번 다시 오지 않는다. 그렇게 한번뿐인 노후라면 마음껏 풍요롭고 즐겁게, 그리고 인간답게 살아야 할 필요가 있으며 이 책은 그런 생각을 갖고 있는 분들을 위한 것이라고 해도 과언이 아니다.

따라서 이 책에서 다루어진 내용은 아름다운 노후를 준비하는 이들에게 있어서 가장 큰 관심사 가운데 하나인 노인성 치매에 관한 것이다.

인간다운 지혜와 감성을 유지한 노인으로 있기 위해서, 아니 좀 더 극단적으로 말하자면 주위에 폐를 끼치지 않기 위해서라도 치매에 걸리지 않기 위해서는 어떻게 하면 좋으냐 하는 내용을 썼다는 얘기이다.

인생의 중년기를 지났을 무렵부터 남몰래 치매의 불안을 한번이라도 느끼지 않은 사람은 아마 없을 것이며 우리나라에서도 요근래에 들어와 각종 언론매체에서 치매의 심각성과 사회·정책적인 제도의 필요성에 대해 특집으로 다루어지고 있는 추세에 있다.

어쨌든 고령사회란 이전에 없었던 미지의 체험인 만큼 온 국민이 경각심을 갖고 바라보거나 사회적으로도 대책마련에 고심하게 되는 것도 어쩌면 필연적인 현상일 것이다.

이 책은 치매에 대한 기본적인 지식을 알기 쉽게 설명하는 것을 목적으로 하고 있다. 그렇다면 누가 이 책을 읽어야 하는가?

우선은 아직 치매에 걸리지 않은 여러분 스스로가 치매에 걸리지 않기 위해서 이 책을 읽기를 바란다. 불을 끄기 위해서는 조기 발견이 중요하다.

그 점, 치매도 마찬가지이다. 하지만 더욱 좋은 방법은 화재를 일으키지 않도록 하는 것이다.

이 책의 테마는 치매에 걸리면 어떻게 하느냐가 아니고 치매에 걸리지 않기 위해서 어떻게 하느냐에 중점을 두고 있다. 평생 치매에 걸리지 않을 생활의 힌트, 치매를 겪지 않고 살 수 있는 자신감을 틀림없이 가질 수 있을 것이다.

다음으로 여러분의 가족이나 주위 사람에게 전해주기 바란다.

만일 나이를 드신 분의 상황이 아무래도 이상하다거나 혹시 치매에 걸린 것은 아닌가 하고 불안해 하는 사람들이라면 그 문제의 심각성은 절실해질 것이다.

아주 포기한 경우나 가족들의 관계가 소원한 경우라면 모를까, 대부분의 경우 치매를 깨닫는 것은 본인이 아니다. 이것은 치매 문제의 포인트이기도 하다. 따라서 치매는 본래 주위의 문제이고 특히 가족의 문제라고 할 수 있을 것이다.

빨리 발견해서 정확히 대응하면 치매는 치료된다. 그럼 빨리 발견하기 위해서는 어떻게 하는가?

원래 치매와 노화, 노쇠와는 도대체 어떻게 다른지, 그 불안이나 의문에 대하여 정확한 지식이 있어야 한다. 따라서 초조해지는 마음을 누르고 부디 이 책을 끝까지 읽어 봐야 할 것이다. 그런 다음에 어떻게 할지를 생각해도 절대 늦지는 않다.

치매는 예방할 수 있다. 또한 치료할 수 있다.

치매의 발견 방법, 치료법, 뇌기능 훈련법에 대한 훌륭한 시스템이 많이 개발되고 있는 요즘엔 그런 확신이 점점 강해지고 있으며, 이웃 일본과 같이 선진 의료기술을 보유하고 있는 경우엔 확신을 넘어 반드시 치료된다고 단언하는 의사들도 있다.

이 책에는 제1부에서 치매의 발견 방법이나 일반적인 치료법을 설명하고 제2부에서는 치매를 전문적으로 연구하고 그 특별 의료팀이 있는 일본의 HM 의료센터에서 일하고 있는 L 박사가 소개하는 치매 이론과 치료대책, 치매테스트 방법 등을 설명하기로 한다.

우리나라에서는 아직 미개척의 분야라고 일컬어지는 '치매 연구'에 박차를 가하는데 이 책이 일조(一助)가 되기를 바라마지 않는다.

편저자 씀.

치매(痴呆) 예방법

차 례

제 2 장 / 치매의 예방법과 7대 법칙

제 3 장 / 치매의 예방법과 간호의 지혜

제 2 부 치매를 전문적으로 연구하는 일본의 HM 의료 센터는 우리에게 본보기가 된다

제 1 장 / 뇌(腦)의 지도

제 2 장 / 치매를 측정한다

제 3 장 / 치매의 기준

제 4 장 / 치매에 걸리지 않기 위해서

제5장 / 치매를 치료한다

제 1 부

치매를 알고 치매를 이기자

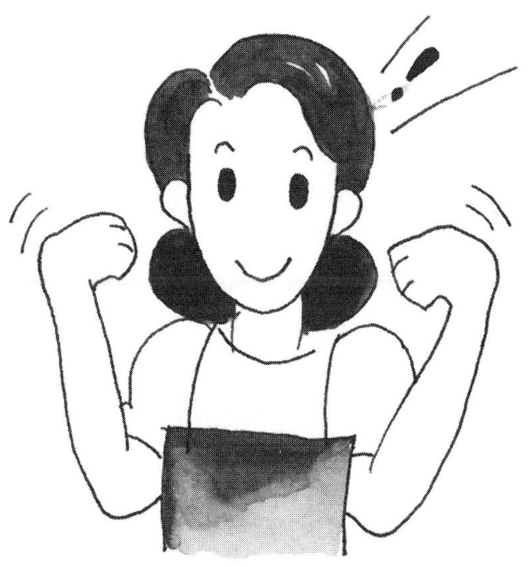

제 1 장

치료 가능한 치매(痴呆)와 불가능한 치매

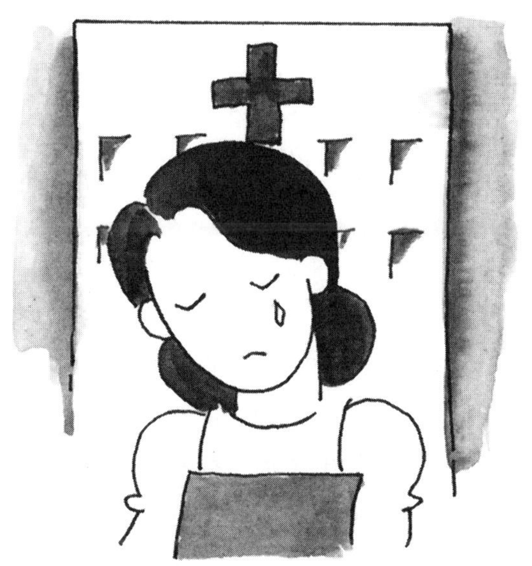

치매의 이해 ①

치매(痴呆)의 정체란 무엇인가

□ 인생은 60부터라는 말의 의미

환갑이 넘어서도 현역에서 활발하게 활약하고 있는 정재계의 인물들 모습을 보면 젊은이에게는 안도감이라고 할까, 나이를 먹은 후에도 걱정하지 않고 마음껏 일할 수 있을 것 같은 희망이 느껴질 것이다.

곧 도래할 21세기는 본격적인 '고령화시대'가 된다고 한다.

옛날에는 70세라도 되면 '예(古)로부터 드물다(稀)'고 해서 몹시 기뻐하며 고희(古稀)연을 성대하게 열었지만 오늘날에는 70세는 조금도 '드문' 일이 아니다.

우리 나라도 이미 선진 고령화사회로 접어 들면서 환갑을 넘기고도 무병(無病)하게 평안한 생활을 즐기는 인구가 상당수에 이르렀다.

그리고 말할 필요도 없이 노인 인구에 대한 비율은 해마다 증가하고 있다.

평균수명이 연장되었다는 것은 단순히 죽는 시기가 늦춰졌다는 의미는 아니다. 정신이나 몸에 특별한 장애없이 건강하게 활동할 수 있는 노인이 늘어나고 있음을 의미하고 있다.

예컨대 70세의 노인을 생각해 보자.

30~40년 전의 70세의 이미지라고 하면 허리가 굽고 집안에서 손자를 보거나 툇마루에 앉아서 잡곡 등을 골라 내고 있거나 귀가 먼 모습이 떠오른다.

그러나 지금 현재의 70세라고 하면 어떤가. 등줄기를 곧게 펴고 형형색색의 유니폼을 입고 운동을 하거나 노인 대학에 다니거나 하는 모습을 떠올린다. 혹은 공항에서 큰 가방을 덜컹덜컹 밀면서 할아버지, 할머니의 여행에 배웅나온 손자들에게 손을 흔들고 있는 모습…….

모든 일에 의욕적이고 건강한 노인층이 이만큼 두터워진 일은 지금까지 없었다고 해도 과언이 아니다.

□ 장수 국가의 실상을 들여다 보면

그러나 이런 건강한 노인의 그늘에 가려서 이런저런 신병으로 시달리는 사람의 수도 또한 서서히 늘어나고 있다.

그 중에서도 제일 큰 문제는 장기간, 사람 손을 빌지 않으면 살 수 없는 '자리보전 노인'이라든가 '치매노인'이다.

양자를 비교해 보면 '자리보전 노인'에 대해서는 개인차가 있지만 의료에 의해 건강을 원상태로 돌리는 리허빌리테이션(rehabilitation)과 간호로 인해 90%는 없앨 수 있다는 것이 의학적으로도 통설로 되어 있기 때문에 그 문제는 한결 희망적인 편이라고 하겠다.

그러나 '치매노인'에 대해서는 고도화된 현대의 첨단 의술이 있다고 해도 현 단계에서는 손쓸 도리가 없다는 상황으로 인해 '자리보전 노인'과 같은 구체적인 방법이나 대책이 없는 것이 사실이다.

그것은 본격적인 '장수시대'를 구가하고 있는 우리나라에서 암, 에이즈 등과 나란히 현대의학의 큰 과제가 되고 있다. 그리고 이들 병은 의학적 치료가 곤란한 것으로 21세기까지도 하나의 숙제로 남겨질 것이라고 예상된다.

어쨌든 고령화(장수화)사회란 건강하고 의욕적인 고령자와 함께 이런 병이 있는 노인들이 어떻게 삶의 보람을 갖고 충실한 여생을 보낼 수 있는지, 또 노후를 평화롭게 즐기는 장소를 제공할 수 있는지, 사회는 이러한 문제를 어떻게 보장할 수 있느냐 하는 과제를 늘 안고 있게 된다.

결국 '풍요로운 노후'의 가장 기본적인 조건이란 무엇일까 하는 사실을 진지하게 생각할 시대가 된 것이다.

모든 사람이 추구하는 장수(長壽)의 꿈이 이루어졌다고 해도 치매와 같은 병에 걸릴 우려가 크다면 사람들은 오히려 의사들에게 이렇게 말할 것이다.

"선생님, 그저 오래 살아도 즐겁지 않아요. 치매에 걸리거나 누워만 있게 되기 전에 편하게 가는 좋은 방법은 없나요?"

부와 권력 모든 것을 쥐고 불로불사의 묘약을 찾으면서 불과 50세에 죽은 진나라 시황제를 예로 들 필요도 없이 현재 우리들이 누리고 있는 60~70세 이후의 생명은 역대의 권력자들 중에서 많은 사람들이 희생을 치르면서까지 구하려고 했으나 결국은 그것을 얻지 못한 채로 헛되이 인생만 낭비한 경우가 많았다는 사실을 상기할 필요가 있다.

그것을 생각할 때 우리들은 옛날의 왕후귀족이 그토록 원했지만 쉽게 손에 넣을 수 없었던 것을 손에 넣었다는 자부심을 가지고 오늘날의 고령화 사회의 훌륭함에 대해서 다시 한번 인식을 새롭게 가질 필요가 있지 않을까 싶다.

하지만 병원에서 듣게 되는 호소는 노인들이 현대의 고령화 시대 자체에 그다지 만족하고 있지 않음을 암시하고 있다.

그것은 한마디로 하면 인간관계와 삶의 보람을 상실하고 있다거나 혹은 그것들이 결여되어 있음을 가르쳐 준다.

가족이나 주위 사람들이 자신을 어떻게 이해하고 위급시에는 어떻게 지탱하고 어떻게 원조해 주느냐는 어느 노인에게 있어서나 큰 문제이다.

그러나 그 이상으로 문제가 되는 것은 그런 원조가 노인들에게 있어서 기꺼이 받아 들여지는 것이냐 어떠냐 하는 점이다.

그런 모든 문제를 다시 생각해 보았을 때 그 바탕에 놓여진 사항은 역시 '인간관계' 즉 상호부조의 정신에 입각한 '선의의 상부상조의 테두리'이다.

가족내에서는 물론 위급시는 이웃집, 사회적인 지원체제가 가족의 차원으로 해결하기 힘든 '치매'와 같은 증상이 발병했을 때 바로 혜택을 입을 수 있도록 바뀌어 가는 것이 바아흐로 장수시대를 맞이하는 사람들의 마음에 한줄기 서광을 비추는 결과가 될 것이라는 점을 재삼 강조하고 싶다.

이것은 또한 지금 한창 일하는 사람들의 문제이기도 하다. 모처럼 평생을 한 눈도 팔지 않고 일해왔는데 은퇴하면,

'아, 빨리 저 세상으로 가고 싶은데…….'

라고 기도하는 것 같은 노후를 맞이하고 싶은 사람은 없을 것이다.

그런 노후가 되지 않기 위해서 지금부터 우리들은 노인문제에 관해 생각하고 행동하며 노력해야 한다고 강조하고 싶다.

□ 치매에 걸리고 싶지 않지만 누구나 치매에 걸린다

참된 결실을 맺는 풍요로운 노후를 꿈꾸지 않는 사람은 없다고 생각한다. 하지만 막연하게나마 노후를 생각했을 때 불안스럽게 스치는 생각이 '치매'라면 사람들은 불안해질 것이다.

따라서 문득 누구나 자신만은 치매에 걸리고 싶지 않다고 생각하고 있을 것이다.

그러나 유감스럽게 치매는 26세경부터 시작되는 누구에게나 평등한 뇌의 노화현상중 하나이다.

그럼 치매는 어떻게 시작되는 것일까.

인간의 뇌는 10세 정도가 될 때까지 급속하게 발달하여 26세를 넘었을 무렵에 가장 커져서 성인남자의 경우 평균 1,350g, 여자는 1,230g 정도가 된다. 이 때 뇌 속의 신경세포의 수는 대개 140억개에서 150억개에 이른다고 한다.

그런데 26세를 절정으로 뇌 속에도 일종의 노화가 시작되어

신경세포는 점점 죽어간다.

이 상태를 모 대학의 대뇌생리학자는 '무수하게 늘어서서 서로 겹쳐진 형광등이 1개씩 뚝뚝 끊어져 가듯이' 못쓰게 되어 간다고 표현하고 있다.

80세 정도가 되면 뇌 속의 신경세포 수는 약 40% 정도는 줄어든다고 하는데 대강 계산해 봐도 하루에 약 10만개라는 수의 세포가 '끊겨 버리는' 셈이 된다.

따라서 50세 정도가 되면 길에서 인사한 사람의 얼굴은 잘 기억하지만 '이름이 도저히 기억나지 않는데……'라고 하듯이 난처해지는 경우가 있다.

그러나 보통 '끊겨 버리는' 세포는 평소부터 쓰여지고 있지 않는, 생리적으로 쓸데없는 세포부터 먼저 소용없어지는 경우가 많기 때문에 가령 수십억개의 세포가 죽어도 나머지 세포가 활동을 계속하고 있는 한 뇌의 작용은 그다지 저하되지 않는다.

그렇기 때문에 한참이 지난 후에도, '아 그 사람이 바로 이웃 동네의 ○○씨였다'라든가 혹은 '이전에 다녔던 치과의 접수실에 있던 사람이었다' 등으로 자연히 머리속에 되살아 나는 법이다.

그런데 뇌출혈이나 뇌경색 혹은 뇌부상 등으로 인해 뇌의 어느 부분의 신경세포가 집중적으로 못쓰게 되거나 어떤 원인으로 뇌속의 신경세포의 많은 부분이 죽어 버리면 병적인 '치매'가 시작된다.

이렇게 되는 치매는 단순한 '건망증'에 머물지 않고 한층 더 나아가서 병적인 상태 혹은 뇌 노화현상에까지 이르게 되는 것이다.

□ 치매란 다시 한번 갓난아이로 태어나는 것

옛날부터 우리나라에서 헤아리는 나이로 61세가 되면 환갑이라고 해서 태어난 해의 간지로 돌아간다. 그와 동시에 남성은 현역을 물러나서 다음 세대에게 자신의 일을 물려주게 되어 있다.

그러나 장수할 수 있었음을 기뻐함과 동시에 환갑을 지난 노인은 이윽고 어느 날엔가 '치매'에 걸려 아이로 변할 것이다. 그렇게 되어도 우리들은 이 노인을 항상 옆에서 잘 모실 것이라는 의사표시가 이 환갑연에 담겨 있는 것이다.

아이들은 전철이나 버스 안에서 혹은 백화점에서 배가 고프면 큰 소리로 울며 젖을 달라고 한다. 화장실이 아니라도 급한 경우엔 자리 한가운데라도 선 채로 볼 일을 본다. 그러나 그것을 보고 어른들은 특별히 더럽다거나 냄새가 난다고 야단법석을 떨지도 않고,

"여어 잘 한다. 잘해."

"이런 이런, 또 뭔가 시작했구나."

라며 다소 민망해 하면서도 그다지 불결하다는 감정 없이 지켜보고 있다. 아기가 걸을 수 있게 되면 부모는 잠시도 눈을 뗄 수 없게 된다. 모르는 사이에 어머니의 하이힐을 아무렇게나 신고 나가기도 한다.

혼자서 놀 수 있게 되어도 하수구에 빠져 진흙투성이가 되어 돌아오거나 오는 길을 몰라 엉뚱한 곳으로 가 버리는 경우도 있다. 형이나 누나가 '책을 빼앗아 갔어. 내 장난감을 숨겼

어'하고 울며 모친에게 호소해서 잘 찾아 보니 침대 밑에서 나왔다는 것 같은 사랑스런 사건도 이 나이에 일어나기 쉽다.

이렇게 생각해 보면 아기나 어린 아이들의 행동과 치매 노인의 행동은 매우 비슷하다는 사실을 알 수 있다. 아이는 4살 정도까지는 항상 치매 증상과 같은 행동을 하고 있다. 그 내용은 지금 서술했듯이 치매 노인과 별 다를 바 없는 행동이다.

그러나 아이를 기를 때의 이런 행동에 대해서는 일반적으로 수고로 느끼지 않고 오히려 의욕이나 삶의 보람으로까지 느낀다. 하지만 노인의 이런 행동은 가령 그것이 아이의 경우보다 정도가 가볍다고 해도 '큰 고생'이 되어 마음은 무겁고 희망을 가질 수 없는 상황조차 된다.

그것은 왜일까. '아이는 커지기 때문에 그런 행동은 순간일 뿐, 따라서 참을 수 있다'는 의견도 있을지도 모른다. 확실히 그것도 일리 있는 말이다.

그러나 진짜 이유는 좀 다르다. 아기는 그런 법이라거나, 아이니까 당연하다는 인식 방법이 노인의 경우와는 다르기 때문이다.

아이의 경우는 '그런 법이다'라고 생각하고 있기 때문에 그래도 당연한데 노인의 경우는 '그렇게 지적인 사람이……', '원래부터 완고했기 때문에……'라고 하는 식으로 그 행동의 의외성으로부터 놀라움이 시작된다.

치매에 대하여 받아들이는 방법이나 시점을 조금 바꿔 보자.

사람은 늙어서 죽음을 눈앞에 두면 다시 한번 아기와 같아진다. 그것이 죽음에 대한 공포나 불안, 먼 곳을 자연스럽게 바라보는 듯한 마음의 평안으로 이어진다.

노인이 생명의 종착지에 가까워짐에 따라서 일어나는 치매 행동과 어린 아이가 하는 그 행동과는 매우 비슷하지만 주위의 보는 눈, 개념에 따라 치매의 진행방법, 혹은 그 노인이 놓이는 환경은 완전히 달라져 버린다.

그 모양은 마치 행, 불행을 양분할 만큼 대조적인 방향으로 걸어가는 듯한 느낌이 들어 마음이 몹시 무거워진다.

다시 한번 정리하자면 다음과 같다. 사람은 치매 상태로 이 세상에 내보내지고 치매가 깊어져 죽어 가는 것이라고 할 수 있다. 따라서 누구에게나 평등하게 주어진 신의 선물이 '치매'인 것이다.

그렇게 생각하면 치매에 대해 막연히 갖고 있는 불안감이 조금 가시는 듯하다. 그리고 우리들은 거기에 오묘한 하늘의 섭리가 있다는 것을 살짝 엿볼 수 있다.

□ 만일 치매에 걸리지 않았다면

고치기 힘든 병으로서 '근위축성 측색경화증(筋萎縮性 側索硬化症)'이라는 병이 있다.

이 병은 손(발)가락의 근육이 탈력(脫力)되는 것으로 시작되어 서서히 근육이 위축해서 결국 서지도 앉지도 못하며 심지어 얘기나 식사는 물론 숨조차 쉴 수도 없게 되어 죽음에 이른다는 무서운 병이다.

원인불명으로 발병하게 되며 몇년 안팎으로 죽음에 이르지만 현재의 치료법으로는 거의 병의 진행을 막을 수 없다고 한다. 대개 40~50세 정도부터 발병하는 케이스가 많은 것 같은데 뇌의 신경세포는 침범당하지 않기 때문에 의식은 끝까지 또렷하며 절대 치매에도 걸리지 않는다고 한다.

환자는 죽음의 문턱에 이를 때까지 그 모든 상황을 지켜 보게 된다. 이런 상태가 죽음의 직전 순간까지 계속된다.

P의사의 경우엔 그런 환자를 6명 가량 진찰했다고 한다. 그 중의 3명은 집에서 있었기 때문에 왕진했지만 어떤 때 그 중의 한 사람이,

"선생님, 조금도 좋아지지 않아요. 일전까지는 거실까지 갈 수 있었는데 이제 그것도 못하게 됐어요. 전 어떻게 됩니까?"

라고 물어 P의사는 할 얘기가 없었다고 한다.

얼마가 지나서 또 다른 환자는 자신의 발로 입원했지만 서서히 걸을 수 없게 되었으며 어느 날 가래가 목에 막혀 질식사하기 직전이어서 인공호흡기를 씌워서 고비를 넘기기도 했다는 것이다.

그 후도 호흡을 위한 근육의 힘이 점점 더 약해져서 마침내 죽기까지 4년 이상을 인공호흡기를 쓰고 있었다고 하는데 그런 환자를 보면서 P의사는 의사로서의 자신의 무력함이 느껴져 몹시 괴로웠다며 후일담을 털어 놓기도 하였다.

즉, 그 환자는 몸은 비록 완전히 움직일 수 없게 되었지만 사고의 영역은 여전히 활발했으므로 P의사가 회진하게 되면 그 눈에 모든 호소와 불안, 얘기를 담고 바라보는 듯 해서 병

에 있는 것이 몹시 고통스러운 느낌이었다는 얘기다.

이렇게 살펴 보면 죽음을 앞에 두고 치매에 걸려 버린 아기와 같이 된 노인은 본인에게 있어서는 물론 주위 사람에게 있어서도 차라리 마음 편한 일이라고 생각할 수도 있다. 그것은 자연의 이치에 따른 하늘의 적절한 배려와 같은 느낌마저 든다. 노인을 간호하는 사람의 입장에서도 같은 생각일 것이라고 믿는다.

몸이 약해져서 대소변 시중을 며느리에게 부탁하지 않을 수 없게 되었을 때,

"다른 사람에게 대소변 시중을 부탁하다니, 나 스스로도 한심하다. 빨리 저 세상으로 가고 싶다."

고 말하고 있다면 어떨까.

그렇지 않아도 저 근위축성 측색경화증 환자와 같이 말을 듣지 않는 몸에 불안을 가득 띤 눈으로 항상 가만히 바라본다면 간호자쪽의 신경이 견딜 수 없게 되어 버릴 것이다.

□ 치매와 건망증, 무엇이 다른가

건망증과 치매의 차이는 대개 '일상생활에 지장이 있느냐 없느냐'로 판단하게 된다.

예를 들어 길에서 스친 사람한테 인사를 받고 즉시 이름이 생각나지 않았을 경우는 분명히 '치매'가 아니라 '건망증'이 된다. 그 사람과 과거에 만난 일이나 바로 조금 전에 스쳤다는 사실은 분명 기억하고 있기 때문이다. 잠시 생각하면 그 사람

의 이름도 자연히 떠오를 것이다.

그런데 '치매'의 경우는 상대의 이름은 커녕 그 사람과 과거에 만난 적이 있는지 어떤지, 조금 전 말했듯이 스쳐 지나간 일조차도 완전히 기억에서 사라지고 없다.

"할머니, 방금 전 옆집 부인과 길에서 스쳤잖아요."
라고 물어도,

"난 그런 사람 몰라, 만난 적도 없어."
라는 대답이 돌아오리라고 생각한다. J대학의 C교수는 치매를 다음과 같이 정의하고 있는데 그 말도 치매를 이해하는데 있어서 도움이 될 것 같다.

"한 번 획득한 지적기능(기억, 인식, 판단, 학습 등)의 저하로 인해 자기나 주위의 상황파악 · 판단이 부정확해져서 자립생활이 곤란해져 있는 노인의 상태."

즉, 치매 노인은 행동이나 말이 애매하고 책임이 없다. 그 언어나 행동을 순순히 받아 들이면 주위에 혼란이 일어나는 경우가 종종 있다.

□ 치매 증상에 흔히 있는 유형

건망증과 치매를 구분하는 포인트는 대개 다음과 같은 것들이다.

"이상한데."

"아무래도 정상이 아니야."
하고 생각하게 되는 부자연스런 언동이 기준이 된다.

어딘가에서 옆집 부인과 스쳐 지나갔을 텐데,

"난 그런 사람 몰라, 만난 적도 없어."

하는 대답은 아무래도 부자연스럽다. 이렇게 앞뒤가 맞지 않은 대화는 치매 노인에게 특유한 것이다.

• 건강한 노인의 건망증과 치매의 차이

건강한 노인의 건망증	치매 노인의 건망증
· 체험의 작은 부분을 잊어 버린다. · 진행하지 않는다. · 자신이 있는 장소를 모르게 되는 것 같은 일은 없다. · 자각하고 있다. · 일상생활에 이렇다할 지장이 없다.	· 체험 전체를 완전히 잊어 버린다. · 진행한다. · 자신이 있는 장소를 모르게 된다. · 자각하지 않는다. · 기억장애, 환각, 망상, 배회 등이 있어서 일상생활을 할 수 없다.

K의사가 아는 사람의 어머니가 직접 체험했다는 이런 얘기도 있다.

친하게 지내고 있던 옆집 할머니가 가벼운 뇌경색으로 병원에 입원했다가 퇴원한 지 한참만인 어느 날의 일, 할머니에게 차를 대접하면서 여러 가지 세상 얘기를 하고 있었을 때 갑자기 할머니가 정색하며 '지금 자네한테 얘기해 두고 싶은 말이 있다'며 다음과 같은 얘기를 하기 시작했다.

"사실은 이번 같은 일(뇌경색으로 입원)이 있은 후, 만약의 일이 일어날까봐 수의를 준비했다. 그래서 부탁인데 내가 죽으면 이 수의를 자네 손으로 입혀 주었으면 좋겠네. 장롱에 넣어 두었으니까 만약의 경우에는 주저없이 꺼내어 입혀 주게. 부탁이네."

라고 진지한 표정으로 호소했다는 것이다. 그 어머니는 가족도 아닌데 안 된다고 생각했지만,

"꼭 원대로 해드리죠."

라고 승낙하고 그 자리를 도망치듯이 나와 집으로 돌아왔다.

이 할머니의 경우는 '아무래도 정상이 아니다'라는 예이지만 초기 치매는 거의 정상과 다르지 않은데 사소한 기회에 '이상한데', '아무래도 정상이 아니다'라고 생각하게 하는 것 같은 언동이 나와서 주의 사람들을 당황시킨다.

□ 치매의 시작, 그 원인과 특징

치매는 의학적으로는 뇌의 질병으로 일어난다. 치매를 전문으로 연구하는 의사들의 분류에 따르면 뇌의 병적인 변화에 위해 일어나는 치매와 뇌 이외의 2차적 요인에 의해 일어나는 경우가 있는데 단 하나의 원인으로 치매가 시작되는 경우는 거의 없으며 1차적 요인이나 2차적 요인이 여러 가지로 서로 관여하여 치매가 시작된다고 한다.

치매를 일으키는 뇌 병변에서 대표적인 것은 뇌혈관성 장애(뇌경색, 뇌출혈)와 알츠하이머형 노년 치매이다. 치매의 80~90%는 이 양자가 원인이 되고 있다.

동양에서는 혈관성 치매가 50~60%, 알츠하이머형 노년치매는 30% 정도로 나머지가 그 밖의 형이라고 한다.

그런데 구미에서는 정반대로 알츠하이머형 노년치매가 60% 전후, 혈관성 치매가 20~30%라고 한다. 또한 성별로는 동서

양을 불문하고 남성이 혈관성 치매에, 여성이 알츠하이머형 노년치매에 걸리기 쉽다고 한다.

• 치매의 원인

A. 1차적 요인(뇌기질성 변화)

① 뇌위축성변화(노년치매)
② 뇌혈관성변화(혈관성치매)
③ 뇌척수액순환장애(정상압수두증)
④ 기타(악성빈혈, 갑상선기능저하증, 머리외상, 알콜성치매, 진행마비, 뇌종양, 경막하혈종 등)

B. 2차적 요인

① 신체적 요인(자리보전, 영양불량, 발열, 빈혈, 청력이나 시력의 저하 등)
② 정신적 요인(정신적 동요 · 혼란, 불안, 억울, 심리적 방어 반응, 적응성의 저하, 성격 등)
③ 환경요인(환경의 급변, 퇴직, 가족의 이별·사별, 간호자의 마음 자세, 인간관계, 가족 구성, 주거 · 경제상태, 복지 제도 등)

특히 알츠하이머형 노년치매는 일어난 병변(病變)을 절대 원상 복귀할 수 없고 더구나 연령과 함께 서서히 진행해 가기 때문에 치료할 수도 없다.

그러나 수두증(水頭症)이나 뇌종양, 경막하혈종, 초로기의 우울병이나 갑상선 기능저하증이 원인이 되어 나타난 치매가 있을 경우에는 조기에 손을 쓰면 놀랄 만큼 증상이 개선되는 경우가 있다.

또한 도표와 같은 2차적인 요인이 치매에 주는 영향도 매우 크다.

그 중에서도 가장 큰 것은 간호자를 비롯한 주위 사람들이 주는 영향으로 주변 사람들이 치매를 이해하고 능숙한 간호를 할 수 있게 되면 치매 증상이 가벼워지고 치매로 인해 일어나는 문제 행동도 그다지 심해지지 않는다.

따라서 노인의 간호를 맡는 사람들은 무엇이 노인의 치매를 무겁게 만들고 있는지를 늘 생각하고 있을 필요가 있다.

치매는 예컨대 정년퇴직, 이사, 경제상태, 가족구성(아들의 분가나 딸의 출가) 등의 환경 변화가 계기가 되어 시작되는 경우도 있다. 또한 뇌 신경과는 관계가 없는 다리 골절이나 귀가 멀어지거나 시력이 떨어지는 것이 계기가 되어 시작되는 경우도 있다.

노인의 정신상태는 말하자면 모래성과 같이 아슬아슬하게 균형을 잡고 있어서 조금의 충격으로도 와르르 무너져 버리는 경우가 적지 않다.

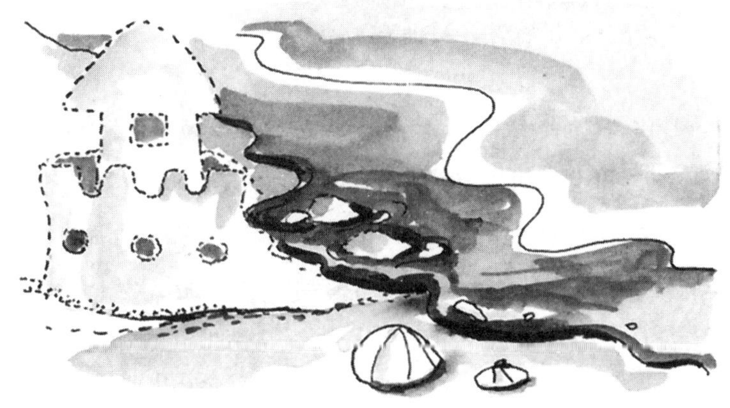

치매의 이해 ②

치매(痴呆)의 대표적인 두 가지 타입

그럼 여기에서는 '치매'의 대표적인 두 가지 타입에 대해서 먼저 알아 보기로 한다.

우선 동양인에게 가장 많다는 혈관성 치매에 대해 알아보고 그 후에는 계속해서 구미인에게 많고 차츰 우리나라에서도 증가할 전망으로 보이는 알츠하이머형 노년치매에 대해서 얘기해 보기로 한다.

□ 혈관성(血管性) 치매란

'인간은 혈관부터 늙는다'고 한다. 동맥은 나이와 함께 단단하고 약해져서 혈액의 통로는 좁고 가늘어지면서 순환이 나빠진다.

이것은 식생활의 편식이나 정신적인 스트레스, 운동부족 등으로 한층 더 심해지지만 결국은 뇌 동맥이 파손되어 혈액덩어리가 뇌를 압박하거나(뇌내출혈, 지주막하출혈) 동맥이 막혀서 뇌세포가 괴사하여(뇌혈전이나 뇌경색) 뇌졸중을 일으키기 때문이다.

뇌졸중은 어느 날 갑자기 일어나지만 치매 증상으로까지 나아가는 환자는 30% 정도이다.

혈관성 치매는 두통이나 현기증, 마비, 저림 등의 자각 증상을 수반한다. 때로는 재발작 등으로 치매가 크게 진행하는 경우가 있지만 그 이상은 일정 상태에 머물고 있는 경우가 많은 것 같다.

또한 다음에 얘기하는 알츠하이머형 노년치매는 치료될 전망이 희박한데 반해 혈관성 치매의 경우는 증상이 나타나도 일시적으로 치료되어 버리는 경우도 적지 않다.

그러나 여기에서 주의해야 할 것은 치매 증상은 초기에 발견할수록 치료될 확률도 높다는 사실이다. 그 때문에도 치매의 진행상태를 확실히 파악할 필요가 있다.

• 혈관성 치매의 원인과 예방법

혈관성 치매의 원인으로서 주목받고 있는 것은 다발성 뇌경색(腦梗塞)으로 이것은 뇌속의 특히 가는 혈관이 많이 막혀서 생기는 뇌질환이다.

하나 하나의 변화가 작고 서서히 일어나기 때문에 마비 등을 볼 수 없고 뇌의 CT(컴퓨터 단층촬영)로도 판별할 수 없는 경우도 적지 않다.

또한 혈관성 치매는 뇌졸중을 예방하는 것이 치매 방지로 이어진다. 즉 매일 적당한 운동을 하면서 염분이나 동물성(육류)지방을 억제한 식사를 하되 세 끼 모두 일정한 시간에 먹고 금연을 철저히 지키는 생활을 하여 '혈관을 중요시 여기는 것'

이 제1의 포인트이다.

□ 알츠하이머병 및 알츠하이머형 노년 치매

이 병은 독일의 정신의학자 A. 알츠하이머에 의해 1907년에 보고되었다.

환자는 51세의 여성으로 완전한 치매 증상을 보이며 바로 전의 일도 잊어 버린다는 심한 건망증과 자신이 지금 어디에 있으며 무엇을 하고 있는지 모른다고 할 정도로 '소재(所在)의식 장애'가 있었다.

이 여성이 죽은 후 뇌를 조사해 보니 뇌가 전체적으로 현저하게 위축되었고 특히 기억을 담당하는 부분의 뇌 위축이 눈에 띈 외에 현미경으로 보면 노인반점이나 알츠하이머원선유(原線維) 변화라고 불리는 특징적 변화가 나타나 있음을 알 수 있었다.

그래서 이것은 알츠하이머병이라고 명명되었다. 알츠하이머병은 40대후반부터 60대 전반의 소위 초로기에 발병한다. 그런데 이 병과 같은 뇌의 변화는 65세 이상이 되어 발병하는 노년치매에도 많다는 사실이 나중에 발견되었다.

이들 2가지의 병은 발병하는 연령에 차이가 있을 뿐 사실은 같은 병이라고 해도 틀리지 않다는 사실은 의학계에 알려진 사실이다. 그래서 현재는 초로기에 나타나는 치매를 알츠하이머병이라고 부르고 이것에 반해 고령이 되고 나서 출현하는 치매를 알츠하이머형 노년치매라고 부르고 있다.

이 경우 모든 사람에게서 치매를 볼 수 있다(뇌혈관장애의 경우는 60~70%가 치매에 걸리지 않는다). 병의 상태는 진행성으로 진행과정에서 여러 가지 문제 행동을 수반한다.

이 병의 원인은 아직 분명치 않지만 일부에는 바이러스설이나 유전설, 두부(頭部)손상이나 뇌신경세포손상(의식을 잃을 정도의 머리 부상이나 복서의 펀치드렁커 상태)설 등이 있다. 그러나 그것도 현단계에서는 확실한 것은 아니다. 그리고 확실한 치료법도 없다.

알츠하이머병의 특징은 50대경부터 치매가 시작되어 5~15년간에 서서히 진행한다. 그 진행과정은 대강 다음의 3기로 나누어 생각할 수 있을 것이다.

□ 알츠하이머병 진행상태의 특징

• 제1기 건망기(초기)

두통, 어깨결림, 피로감을 호소하고 우울 상태가 된다. 건망증이 많아지고 같은 말을 반복해서 하는 경우가 많고 더욱이 치매가 진행하면 계절이나 월일의 착각, 시간에 대한 짐작의 어긋남이 분명해져서 일상에서의 행동면에 혼란이 일어난다. 이런 상태는 2~4년 계속된다.

• 제2기 혼란기(중기)

건망증이 더욱 심해져서 자신의 일이나 가족이나 사회, 옛기억 등이 완전히 누락된다. 사물의 이름이 전혀 생각나지 않게 되거나 착각하거나 얘기를 꾸미게 되고 밖에 나가도 자신이 어디에 있는지 모르게 되거나 배회를 하기도 한다.

• 혈관성치매와 알츠하이머형 노년치매의 감별

	혈관성 치매	알츠하이머형 노년치매
발증시기	고령이 됨에 따라서 증가하지만, 노년치매보다 젊은이에게 많다.	고령이 됨에 따라서 두드러지게 증가.
경　　과	서서히 진행되지만 때로는 급성, 단락적으로 진행.	서서히 진행되거나 잠행성으로 발증됨.
자각증상	초기에 두통, 현기증, 저림감, 불면, 건망증, 억울기분 등을 호소하는 경우 있음.	없음.
정신증상	① 비교적 말기까지 인격이나 판단력, 상식은 유지된다. ② 얼룩 치매. ③ 증상은 계속 동요되거나 고정된 경우도 있음.	① 인격의 붕괴가 현저. ② 전반적 치매. ③ 동요성은 적고 점차 진행된다.
대뇌증상	병변부위에 따라서는 출현한다.	출현하지만 현저하지 않다.
신경증상	조기부터 한쪽마비, 파킨슨증후군, 보행의 불편이나 장애가 있다.	조기에는 없다. 말기에는 근(筋)이 고정되거나 위축되는 경우 등이 발생한다.
전신질환	고혈압, 당뇨병, 고지방혈증이나 심질환의 합병이 많다.	특기할 만한 것은 없다.
병　　식 (病　　識)	말기에 이르기까지 어느 정도는 의식이 유지된다.	일관해서 결핍된 증상이 나타난다.
기　　타	감정조절이 어렵거나 우울상태를 수반하는 등의 약간의 증상을 수반.	행동이나 언어의 변화가 크고 감정조절이 극히 어려워진다.
C T	① 다발경색성 치매. ② 빈스원거병.	대칭성의 뇌구 개대(開大)와 뇌실확대, 초기에는 현저한 변화가 없으나 병이 진행함에 따라 현저해진다.

또한 화를 잘 내고 기물을 파손한다거나 상대를 공격하는 행위, 수치심이 없어지거나 자기 규제가 없어져서 가정내 간호를 어렵게 하는 문제행동이나 정신증상이 나타난다.

• 제3기 치매기(말기)

완전한 치매 상태가 된다. 자신의 이름이나 출생지 등 매우 단적인 기억이 남는 경우는 있지만 가족조차 모르고 거울에 비치는 자신에게 말을 거는 것 같은 경우가 있다. 실금(失禁 ; 대소변을 참지 못하고 쌈)이나 변 만지기를 볼 수 있고 하루종일 멍하니 있는 경우가 많아진다. 이윽고 자리보전하게 되면 서서히 식물인간 상태가 되어 간다.

이런 일련의 과정은 3년에서 10여년 걸린다.

□ 치료 가능한 치매, 불가능한 치매

치매의 80~90%는 회복이 만족스럽지 못한 혈관성 치매나 알츠하이머형 노년치매가 원인이 되고 있기 때문에 치매는 치료되지 않는 것이라고 믿고 있는 사람이 대부분이다.

그러나 동맥경화나 뇌신경세포가 줄어든 것을 원래대로 되돌릴 수 없어도 간호와 치료 방법에 따라서는 증상의 악화를 조금이라도 가볍게 할 수는 있다. 그리고 치매의 원인이 되고 있는 병에 따라서는 증상이 악화되기 전에 치료를 시작하면 치료되는 경우도 적지 않다.

따라서 치매를 느끼기 시작한(언동이 '이상하다거나 정상이 아니다'라고 느끼게 되는) 경우에는 일찌감치 전문의의 문을 두드리는 것이 중요하다. 치료되는 경우도 있기 때문이다.

□ 수술로 치료되는 치매

치매를 가져오는 원인이 되는 병에는 다음과 같은 것을 들 수 있다. 이 중에서 치매의 80~90%의 원인이 되는 혈관성 치매나 알츠하이머형 노년치매에는 약제나 외과수술도 거의 효과가 없음은 이미 여러번 얘기했다.

• 치매의 원인이 되는 질환

뇌혈관장애	뇌출혈, 뇌경색(혈관성치매)
퇴행변성질환	알츠하이머병, 진행성마비
내분비대사성 중독성 질환	갑상선 기능저하증, 비타민 B_{12} 결핍, 사이아민결핍, 간(肝)성 뇌증, 투석뇌증, 폐(肺)성치증, 저산소증, 각종약물, 금속, 유기화합물 등의 중독.
감염성 질환	크로이츠펠트·야곱병, 각종 뇌염 및 수막염, 진행마비
종양성 질환	뇌종양, 수막암종증
외상성질환	두부외상 후유증, 만성경막하혈종
기　　타	정상압 수두증, 다발성경화증, 신경 베체트병

다만 내분비·대사성·중독성 질환이 원인이 되어 치매가 시작되었을 경우에는 초기 단계에서 적절한 처치를 받으면 회복한다.

그 중에서도 갑상선 기능저하증 등은 놀랄 정도의 극적인 회복을 보이는 경우도 있다고 한다.

P대 S의사가 진찰한 환자의 경우를 보아도 알 수 있다. 그 환자는 슈퍼마켓의 카운터를 보고 있던 40세의 여성이었다. 그녀는 교원병으로 인해 정기적으로 내원하고 있었는데 한동안 보이지 않다가 어느날 얼굴이 퉁퉁 부어서 나타났다고 한다.

그래서 S의사가 무슨 일이 있었냐고 묻자, '몸이 항상 나른하고 움직임이 둔해져서 계산기도 잘못 두드릴 정도가 되었으며 계산상의 착오가 발생하는 사례도 많아서 주변 사람들이 병원에 가서 진찰을 받아 보라고 했다'는 얘기를 하는 것이었다.

이것도 일종의 치매 증상이다. 원인이 무엇이든 치매는 그 증상과 혼란의 정도를 보아야 한다.

검사 결과 갑상선 기능의 호르몬치가 이상하게 낮다는 사실을 알았다. 그래서 갑상선 호르몬제를 처방하자 극적으로 효과가 나타나기 시작했다. 그러나 엄밀하게 말하면 이것은 치료된 것이 아니라 '증상이 가라앉았다'고 해야 할 것이다. 갑상선 호르몬을 복용하지 않게 되면 다시 재발해 버리기 때문이다.

이만큼 극적이지는 않지만 외과수술로 상당히 회복하는 치매 증상도 그 밖에 몇 가지 있다.

그 대표적인 예가 머리를 세게 쳤을 경우의 후유증으로 짧으면 수시간 혹은 수일 후, 길면 수주일에서 2, 3개월 후에 운동마비를 수반하는 치매 증상(의식장애)이 나타난다.

그런 경우에는 경막외혈종(硬膜外血腫)이지만 시간이 지나서 나타났을 때에는 만성경막하혈종이 의심된다. 이것은 두부(頭部) 컴퓨터 단층촬영으로 간단히 발견할 수 있다.

외과수술의 방법도 두개골의 한, 두 군데에 구멍을 뚫고 여기로 피덩어리를 빨아 낸다는 간단한 수술이 대부분이다. 두개골에 구멍을 뚫는다고 하면 좀 무섭게 들리겠지만 환자에게는 충수염(맹장)수술보다도 부담이 적어 고령자라도 안전하다는 것이 의사들의 일반적 견해이다.

노인의 경우에는 머리를 쳤다는 자각이 없어도 혈관이 약해져 있기 때문에 사소한 충격으로 이런 두개내(頭蓋內) 출혈로 이어지는 경우가 있다.

만약 "머리가 무겁고 치매가 있으며 다리가 후들거리고 요실금 증상이 나타난다."라는 증세가 출현하면 다음과 같은 판단을 내린다.

이것을 정상압 수두증의 3징후라고 하는데 이 치매도 간단한 수술로 치료된다. 이 증상은 지주막하출혈, 뇌내출혈, 뇌염후에 잘 나타나는데 아무런 이유도 없이 갑자기 나타나는 경우도 있다. 한마디로 말하자면 뇌실(腦室)에 물(뇌 수액)이 고이는 병으로 이것도 뇌 단층촬영으로 충분히 진단할 수 있다.

두개골에 구멍을 뚫고 가는 관(튜브)을 뇌실을 통해 튜브는 피하에 넣고 꿰매어 한쪽 끝을 복강(腹腔)내에 둔다는 VP라는 수술을 하는데 이것도 어려운 수술은 아니라고 한다.

단, 조기발견(진단)과 조기치료(수술)가 관건이 되므로 3징후가 나타나면 병원진찰을 받는 것이 우선적인 과제이다. 시기가 지나면 수술해도 효과가 없다.

□ 치매 치료를 위한 약

치매 노인에게 처방되는 약은 다음의 3종류로 나눌 수 있다.

- **뇌대사부활제** : 뇌신경세포의 작용을 활발하게 하는 약제이다.
- **혈관확장제** : 뇌의 혈액순환을 개선하는 약제이다.
- **향정신제** : 불면, 흥분, 망상, 억울 등의 증상에 대해 사용되는 약제이다.

이런 약을 치매 노인에게 처방할 경우에는 본인의 증상을 회복시킨다고 하기보다는 불면이나 흥분 등의 문제 행동·문제증상에 대해 일시적으로 억제할 수 있는 억제의 정신안정제 등을 주어 간호를 하기 쉽게 한다고 하는 것 같은 대증(對症)요법적인 약의 사용법이 된다.

따라서 가족이 치매 증상에 익숙해져서 능숙하게 대응할 수 있게 된 경우는 약을 줄이거나 더욱이 부작용이 적은 약으로 바꾸어야 한다. 그렇게 하지 않으면 비틀거림, 수족의 떨림, 식욕저하 등의 부작용이 나타나게 된다.

또한 치매 노인뿐 아니라 노인에게 약을 처방할 때는 안전에 신경쓸 필요가 있다.

예컨대 잘못이 없도록 약은 정해진 용기를 만들어 아침, 점심, 저녁, 자기 전으로 구분해 두고 정기적으로 가족이 확인해야 하며 자리보전하는 노인의 경우 등은 특히 질식하는 경우가 있으므로 복용시키는 방법에도 배려한다는 주의가 중요한 포인트가 된다.

□ 치매에 걸리면 3, 4배의 스피드로 노화가 진행

치매 노인이 노쇠해지는 속도는 같은 연령의 정상적인 노인과 비교하면 3, 4배 정도라고 한다. 즉 치매 노인에게 2년이라는 시간은 6살 정도 더 나이를 먹은 것과 같아서 그만큼 노화의 속도도 빠르게 진행된다.

따라서 지금 현재 아무리 건강하고 잘 먹고 돌아다녀도 그 기간은 고작 반년간 정도로 곧 치매의 정도는 한층 더 진행해서 믿을 수 없을 정도의 스피드로 체력이 없어지고 쇠약해져 간다.

재작년까지는 배회가 심하고 건강해서 간호하는 쪽에서 오히려 힘들었는데 2년 지나 보니 마치 보통의 노인이 6, 7살 나이를 더 먹은 것과 같아져서 자리보전하는 노인에 가까워져 버린다.

□ 치매가 시작되면 4년 정도가 남은 수명

그럼 치매 노인의 수명은 어느 정도일까? 의사들의 경험으로는 초로기의 치매는 차치하고 70~80세에 치매가 시작된 경우는 일반적으로 치매 시작 후 4년 정도가 평균적인 수명이라고 말하고 있다.

이것은 혈관성 치매, 알츠하이머형 노년치매 외에도 적용된다. 즉 간호하는 쪽의 '슬픔과 기쁨'도 4년 전후의 기간에 불과하다.

일본의 성마리안나의과대학 N교수 등이 발표한 보고로도 이런 사항은 어느 정도 짐작할 수 있다.

노인성 치매로 사망한 경우에는 첫해 161명, 2년 후에는 101명(62.7%)이 사망하고 있다. 이것이 4년 후가 되면 134명(83.2%)으로 증가하였는데 이것은 정상적인 노인 사망률의 약 3배라는 높은 수치라고 한다.

치매 환자를 치료한 우리나라 의사들의 경험에서도 2년 정도 지나면 적절한 간호를 아무리 열심히 계속해도 대부분이 헛된 결과가 되어 버린다는 것이다.

이런 사실은 새삼, 치매가 하늘의 적절한 배려로 인한 '죽음의 준비' 이외의 아무것도 아님을 가르쳐 주고 있는 듯이 생각된다.

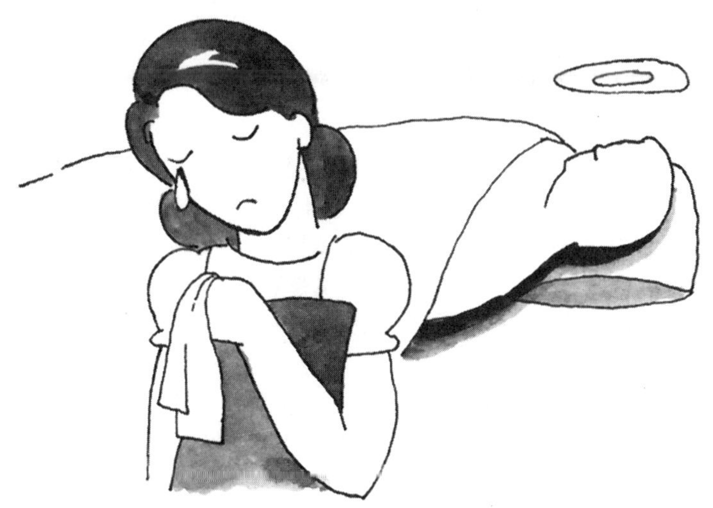

❖ 정신적인 무기력증 해소도 바다에 가면 효과적이다

독일에서 발행되는 여성지(주간 발행 , 분테)에는 '생명의 근원인 바다에 가면 10가지의 병이 낫는다'라는 내용이 소개된 적이 있었다.

그 10가지의 병을 우선적으로 나열하면 알레르기성 천식과 기관지염, 우울증, 피로감, 갑상선질환, 관절염, 다리경련, 마른 버짐, 습진, 류머티즘이다.

염분과 각종 무기질, 밝은 햇볕이 있는 바다에 가면 일상생활에 지친 신경이 활력을 받게 되고 아울러 햇빛이 뇌의 어느 부분을 자극하여 1주일 정도의 휴식을 취하게 될 경우 정신적인 무기력감이나 피로감, 우울증은 사라지게 된다고 한다.

또한 파도가 포말이 되면서 생기는 미세한 물방울들은 사람들의 기관지 속에 안개처럼 흡수되면서 기관지염이나 천식질환자들에게 완화의 효능을 발휘한다.

인체의 요오드 성분에 관련된 대사의 이상으로 인하여 발생하는 갑상선 질환도 바닷가 공기에 포함된 요오드 성분의 도움을 받아 치료 효과를 나타낸다고 한다. 특히 생선과 해초류(김, 파래, 미역 등)을 많이 먹고 하루 4시간씩 해변을 산책한다면 큰 효과를 보인다는 것이다.

지중해 연안의 바다나 여름철의 따뜻한 바닷물은 류머티즘이나 관절염, 골절상 치료 후의 요양에 특효를 나타낸다고 하는데 류머티즘 환자의 경우 수온 24도 이상의 바다에서 매일 2시간 이상 움직이면 효과를 나타내고 요통환자는 수온 22도 이상의 바다에서 매일 2~3시간씩 편한 자세로 수영을 한다면 큰 효능이 있다는 것이다.

염분의 성분은 염증을 일으키는 세균을 씻어내는 기능이 있어서 마른 버짐이나 어린 아이들의 습진 등 피부질환에도 효과적이다.

제 2 장

치매(痴呆)의 예방법과 7대 법칙

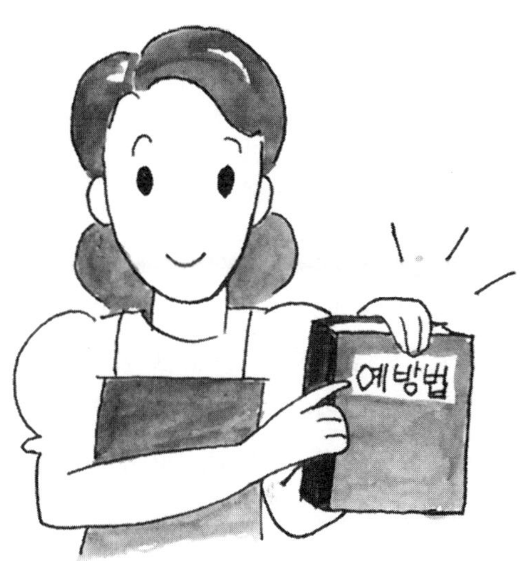

치매 예방 ①

치매, 그 자체를 이해한다

□ 치매 간호에 '입장'은 무용

때로는 치매 노인을 가리켜 '할아버지(할머니)가 아이로 변해 버렸다' 라고도 말한다.

확실히 치매 노인의 언동을 보고 있으면 젖을 떼지 않은 아기를 연상시키는 경우가 적지 않다.

다만 치매 노인의 경우는 아기와는 달라서 성장하지 않고 약해져 가는 방향으로 존재하는 사람인 점과 신체적으로는 한 사람 몫으로 간호하기 어려운 점 그리고 간호의 끝에는 죽음이라는 이별이 엄연히 가로놓여 있다는 점이 다르다.

그리고 또 하나는 간호하는 사람이 '치매는 아이가 되는 것' 이라는 현실을 상당히 받아들이기 어려워 자칫하면 '아니, 아버지(어머니)가 어떻게 저럴 수가 있을까?'하는 눈으로 바라보기 쉽다는 점이 다를 것이다.

사회적으로 말하는 '돌봐 주는 사람'의 입장은 노인에게 치매가 나타나서 간호의 손이 필요하게 된 시점에서 역전해 버리는 경우가 있음을 간호하는 사람은 잊어서는 안 될 것이다.

□ 치매 증상을 보이는 것은 '신뢰의 증거'

그럼 아이의 입장이 되어 생각했을 때 가장 마음대로 말하고 응석부릴 수 있는 사람은 누구일까. 그것은 항상 자기를 돌봐주는 모친일 것이다. 모친에 대해서는 남에게는 말할 수 없는 말을 막하거나 떼를 써서 애먹이는 경우도 적지 않다.

• 치매 노인에게는 간호자가 어머니

아이가 된 노인의 치매는 간호자를 향해서는 가장 확실한 형태로 표현된다. 예를 들어 치매가 시작될 무렵에 흔히 있는 얘기지만 돈을 훔쳤다, 훔치지 않았다고 실랑이를 벌이는 문제를 보면…….

어떤 부인은 시어머니와 같이 살며 평소부터 사이가 좋기로 유명했다. 그런데 이 부인이 잠시 친정으로 돌아간 채 한동안 돌아오지 않았다.

나중에 들어 보니 시어머니한테 치매가 처음 나타나기 시작했을 무렵이었던 듯한데 그 시어머니가 며느리에게,

"네가 지갑을 훔쳤을 것이다. 우리 둘만 있는 집이니까 아무리 잡아떼도 곧 알 수 있어. 돌려줘……."

하고 강한 어투로 가끔 우바질렀다는 것이다. 그런 일은 시집온 후로 한번도 없었던 일이기 때문에 놀란 나머지 말을 갈팡

질팡하고 있었는데 나중에는 밤중에 갑자기 두들겨 깨워 지갑을 돌려달라고 윽박 지르거나 옆집 할머니에게 우리집 며느리는 이러이러하다고 떠들고 다니게까지 되었다.

이런 인간관계에 지쳐 버린 부인은 남편의 형제자매에게 실정을 얘기하고 잠시 동안이라도 어머니를 돌봐드려 달라고 부탁했다.

그런데 대신 간호하러 온 가족에 대한 시어머니의 대응은 뜻밖에도 며느리에 대한 전폭적인 신뢰를 나타내는 것으로서 얼마나 이 며느리가 우리집에 있어서 중요한지를 울면서 호소하여 오히려 가족의 동정을 끌어 버렸다.

"누구나 나이를 먹으면 건망증이나 착각을 하는 경우가 있다. 우리 어머니가 치매라니 믿을 수 없다."

며 자식들은 오히려 그 며느리를 힐난했고 결과적으로는 친척과 사이가 나빠지는 상황이 되어 버렸다. 드디어 부인은 코너에 몰리게 되었고 그로 인해 친정으로 돌아가 버린 것이었다.

그런데 놀랍게도 부인이 없어진 후, 가장 그 일을 걱정하며 빨리 돌아오기를 바라고 있던 사람은 시어머니였다.

즉, 이 시어머니의 경우 아기가 엄마에게 응석부리면서 제멋대로 행동하듯이 치매 증상을 나타낸 것이었다. 이런 사례들을 보아서 알겠지만 아무리 가족이라도 제3자에게는 치매를 보이지 않았다는 점에 주의를 해야 할 것이다.

치매는 가까운 사람에게 가장 심하게 나타난다. 이것은 가까운 사람(간호자)을 절대적으로 신뢰하고 있기 때문에 안심하고 치매 증상을 나타내는 것으로 생각할 수 있겠다.

그런데 간호하는 사람의 입장에서 보면 '이만큼이나 돌봐주는데 왜 나한테만 매정하게 대하는 것일까'하고 생각할지도 모른다. 그러나 그것은 매정하게 대하는 것이 아니라 신뢰하고 있는 사람이기 때문에 안심하고 본성을 드러내고 있다고 해석하는 것이 옳다.

이것은 우리들도 일상적으로 경험하고 있는 일인데 대회사의 유능한 과장이라도 집에 돌아가면 휴일은 하루종일 파자마 차림으로 빈둥거리며 휴식을 취하는 것과 같다. 즉, 부인이나 아이들한테는 체면치레를 할 필요가 없는 것이다.

치매 노인의 일화와는 다소 어긋난 얘기 같지만 간호자에 대해서는 본성을 드러내고 진심으로 얘기한다는 측면은 동일하다. 그것은 간호자에 대한 절대적인 신뢰감의 증거이다. 그것을 절대 간호자는 잊어서는 안 된다.

□ 치매 노인의 머리속은 항상 혼란스럽다

치매의 특징으로서 들 수 있는 것은 '건망증의 심각성'과 '새로운 일을 기억할 수 없다'는 2가지의 증상이라고 생각한다.

그러나 이것과 비슷한 증상은 우리들 주변에도 적지 않게 있다. 비가 갠 후의 일로 우산 잊어버림 등은 누구나가 한번은 경험하고 있는 일이다. 문득 정신을 차렸을 때는 회사에서 들고 나온 우산이 없다.

'단골집에 들렸고 그 사이 지하철과 버스를 탔다. 다방에도 들렸고 어디에서 잊어버렸는지 모르겠다.'

이것저것 우산을 잊어 버렸을 것 같은 장소의 기억을 더듬어 봐도 도저히 생각나지 않는다.

‘그까짓 우산 1개, 잃어버려도 괜찮아.’

라고 포기하고 회사로 돌아와 보니 우산꽂이에 꽂혀 있었다는 등의 경험은 다반사로 겪는 일이다. 우산 1개로 이 소동, 이 야단이다.

하물며 치매 노인의 기억상실은 우리들의 우산 1개에 비할 바가 아니다. 따라서 노인들의 입장이 되어 생각해 보자.

조간 신문을 읽으려고 하자 안경이 없다. ‘안경이 어디로 갔지?’하고 찾아다니는 동안에 중요한 신문 읽기를 잊어버리고 있다. 겨우 안경이 나오면, ‘왜 안경을 찾고 있었을까?’라는 생각을 한다. 자기 스스로 다람쥐 쳇바퀴 돌 듯하고 있다.

이래서는 치매 노인 본인도 초조해지는 것은 당연하다. 이런 혼란이 심해지면 마침내 노인은 폭발해 버린다.

“내 안경으로 누가 짓궂은 장난을 하는 것이냐? 어디에 숨겼어? 지금 당장 가져 와!…….”

‘지갑을 훔쳤다. 돌려줘’와 동의어이다. 안경은 할아버지의 이마 위에 걸린 채 있다고 가르쳐 줘도 할아버지는 이해하지 못한다.

그 사이 ‘조금 아까, 아주 잠깐 내가 깜박했을 때에 이마 위에 걸었지’하고 속으로 생각한다. 이런 악감정은 그칠 줄 모르고 계속되는 것이다. 이런 노인을 위해 아침에는 반드시 신문 위에 안경을 놓아 두면 그런 소동은 일어나지 않을 것이다.

기억이 혼란스러워지기 쉬운 노인의 치매를 위해서는 선수쳐서 생활의 요건을 갖춰 두는 것이 혼란을 막기 위한 포인트이다.

이런 예와 같이 치매에 따르는 혼란을 피하기 위해서는 몇 가지의 테크닉이 있다. 그 상세한 사항은 후술하겠지만 요약하면 다음 4가지와 같다.

① '치매의 법칙' 등 치매 증상의 특징과 노인의 심리를 안다.

② 상대의 세계를 알고 즉석에서 즉흥적인 대사를 할 수 있는 배우가 된다.

③ 복지제도나 간호용품에 대한 지식을 갖춰서 실제 간호에 적절히 활용한다.

④ 여러 사람과의 교류를 통해 다른 사람의 경험을 자신의 간호에 살린다.

□ 치매 노인의 세계에 자신을 놓아 보는 것이 중요

치매 노인은 '감정적으로 매우 민감'하다고 한다.

건망증은 심해지고 기억력은 나빠지고, 판단력도 둔해진다. 또한 자기 자신이 초조해지는 탓일까, 다른 사람의 초조함이나 마음의 피로를 민감하게 헤아리고 거기에 반응한다.

그렇기 때문에 치매 노인을 대할 때는 이쪽의 컨디션을 잘 가다듬고 난 후가 아니면 간호할 수 없다.

이쪽이 초조해 하고 있으면 상대도 초조하고 예민해진다. 뭔가의 충격으로 노인의 신경을 곤두서게 하거나 하면 저쪽도 큰 소리로 윽부짖게 된다. 반대로 이쪽이 다정한 마음으로 온화한 태도를 보이면 반드시 얌전하게 따라와 준다.

T씨는 17년간 알츠하이머병인 친정 어머니의 간호를 계속해 왔다. 움직임이 활발하고(이것은 간호하는 쪽에서 보면 체력 소모이다) 옛날에는 빈틈없던 어머니가 너무나 동떨어진 언동을 반복했기 때문에 딱한 나머지 어느 날 강한 어조로 어머니를 꾸짖어 버렸다고 한다.

잘못했다고 곧 반성하고 옆방에서 호흡을 가다듬고 다시 한 번 어머니에게 가서 이번은 다정한 소리로,

"어머니!"

하고 불렀다. 그러자 모친은,

"조금 아까 여기 있던 사람, 무서운 사람이야."

라고 대답했다고 한다.

치매 노인에게는 '친딸'을 구별하는 능력은 없다. 가령 상대가 누구이든 '다정한 사람'이나 '무서운 사람'이라는 구별 방법밖에 할 수 없는 것이다.

무서운 사람(싫은 사람)이 옆에 있는 것은 싫다고 느낀다는데 이것은 정상인도 마찬가지다. 하물며 감정적으로 남보다 더 민감한 치매 노인에게 있어서 그런 사람이 옆에 있으면 바짝 신경을 곤두 세우고 안절부절 못하게 되는 것은 불 보듯 뻔한 일이다.

그것이 높아지면 스트레스가 되고 불면이 되거나 하며 한층 더 치매가 진행되면 공격적인 행동을 취하게 되기까지 하는 것이다.

그런 의미에서 치매 노인은 간호자의 기분이 순순히 민감하게 반응하는 거울 같은 존재이다. 간호자는 그 거울을 앞에 두고 항상 '다정한 사람'일 것을 요구당한다.

치매 예방 ②

치매(痴呆)의 7대법칙과 1원칙

□ 치매를 잘 이해하기 위한 7대 법칙과 1원칙

K의대 P의사는 지금까지 적지 않은 치매 노인과 그 가족을 접하고 진찰이나 상담도 해왔다고 한다. 그런데 P의사 자신도 솔직히 말하면 처음에는 노인이 보이는 치매 증상에 당황할 뿐이었다는 것이다.

"선생님, 다른 사람에 대해서는 정신이 말짱한데 나한테만 치매를 보이세요. 짓궂은 장난을 하고 있다고밖에 생각되지 않아요."

"그냥 막 먹어요. 식사를 바로 전에 했는데……. 밥, 안 주냐며 재촉해요. 그냥 놔 둬도 괜찮을까요."

등등.

하지만 P의사가 말한 경우와 같이 그 노인들이 보이는 치매 증상은 보통으로는 기묘하고 이해하기 어려운 행동이지만 본인들의 능력, 즉 쇠약해진 지적능력의 수준에서 생각하면 오히려 매우 합리적이지 않는가 하는 생각까지 든다.

우리들도 치매에 걸리면 반드시 그와 같은 언동을 한다. 이와 비슷한 언동은 사소한 기회에 자기 스스로도 하고 있음을 깨닫는다.

이런 기본적인 이해를 전제로 하여 치매 노인을 간호하기 위한 기본 원칙을 몇 가지로 정리하였으니 참고하기 바란다.

□ 제1법칙 · 기억장애에 관한 법칙

'기억장애'란 쉽게 말하자면 '건망증'인데 치매에는 예외없이 이 증상을 볼 수 있다.

특히 치매 노인의 기억 장애에는 다음 3가지의 큰 특징이 있다.

① **기명력(記銘力) 저하의 특징** : 심한 건망증.
② **전체 기억장애의 특징** : 큰 사건 전체를 몽땅 잊어 버린다.
③ **기억 역행성 상실의 특징** : 기억이 과거로 거슬러 올라가서 완전히 상실되어 버린다.

앞으로 이 3가지의 특징에 대해서 구체적으로 설명하겠지만 그 전에 한 가지 기억해 두기 바라는 것이 있다. 그것은,

"잊어 버리면 그 사실은 노인의 머리속에는 존재하고 있지 않다."

는 사실이다.

가령, 어느 날 낯선 사람이 나타나서,

"초등학교 시절에 동급생이었던 ○○○예요."

라고 자신의 이름을 얘기했다고 하자. 이런 일은 우리들의 일상에도 가끔 있다. 그러면 우리들은 기억을 휘저어서 상대를 기억해 내거나 선생이나 동급생 등의 공통된 사항을 서로 확인하는 사이에 낯선 상대와의 옛 시절이 되살아나서,

"생각났다! ○○이지."

라고 하게 된다. 그 사이에 재회를 축하하며 한 잔하게 되기도 하지만 그때까지 그 사람은 존재하지 않았던 것과 마찬가지다. 갑자기 상대가 말을 걸면 깜짝 놀라는 것이 당연하다.

하물며 치매 노인의 경우 우리들과 달라서 절대 생각해 낼 수 없다. 기억에 없으면 그 사람에게 있어서는 없었던 일과 같다.

따라서 만일 우리들이 치매 노인에게 돈을 빌려 주었다고 해도 그는 얼마 안 있어 그 사실을 잊어 버리고 절대 기억 못 해낼 것이다. 따라서 치매 노인을 다음에 만났을 때에 '돈을 돌려 달라!'고 다그쳐도 '돈을 빌렸다'는 사실이 머리에서 완전히 사라져 있기 때문에 당연히 빌린 사실은 인정하지 않을 것이다.

그렇게 되는 것은 바로 치매가 병인 까닭이다. 이것은 기억을 담당하는 뇌의 신경세포가 파괴되어 버렸기 때문에 듣고 보고 얘기한 체험이 기억이라는 형태로 남지 않기 때문이다.

• 심한 건망증(기명력 저하의 특징)

몸으로 체험한 일을 곧 기어해 내는 힘을 기명력(記銘力)이라고 하는데 치매가 시작되면 우선 기명력이 저하된다. 심한

건망증이 일어난다.

얼마나 심하냐 하면 말한 즉시 잊어 버린다. 게다가 자신이 같은 질문을 한 사실도 잊어 버리고 있기 때문에 다시

"○○야. 내 안경 못 봤니?"

하고 같은 질문을 되풀이 한다.

"할아버지, 몇번이나 같은 질문을 하시는 거예요!!"

"조금 아까 ○○해서는 안 된다고 말했잖아요!!"

이런 잔소리는 뇌의 발달 단계에 있는 아이들에게는 조금 효과가 있을지도 모르지만 치매 노인에게는 오히려 역효과이다. 오히려 맹렬한 반발을 사 버린다.

그리고 그 반발은 기억이 되어 남는 게 아니고 '싫은 느낌'으로, 반감 같은 기분이 되어 남는다. 노인의 입장에서 보면 안경건은 '지금 처음 한 얘기인데 이 사람은 왜 거짓말을 하는 걸까?'라고 받아들이게 되어 버린다.

뭔가를 반복해서 가르치려고 해도 치매 노인은 절대 기억을 못한다. 오히려 '흥분한 어투로 초조해 하면서 얘기하는 시끄러운 사람이다'라고 받아 들여져서 감정을 해칠 뿐이므로 가르치려고 하지 않는 편이 좋다고 생각된다.

그보다는 좀 힘들지만 같이 안경 찾는 일을 거들어 준다. 어차피 근처에 있으니까 발견하는 것은 그렇게 어렵지 않을 것이다.

"할아버지 여기에 있었어요."

라고 그때마다 건네 준다. 그렇게 하면 노인의 마음에는 '참 착한 사람이다. 다정한 사람이다. 믿음직스런 사람이다'라는 좋

은 감정이 남아 치매 증상도 가라앉는다.

• **큰 사건의 전체를 몽땅 잊어 버린다(전체 기억장애)**

우리들의 기억력이 정상이라고 하지만 의외로 기억하지 못하는 일이 많다.

예를 들어 조카 결혼식에 갔다가 돌아왔을 때 그것이 매우 감동적이었던 사실은 분명히 기억하고 있지만,

"누가 어떤 얘기를 했어요?"

"어떤 음식이 나왔어요?"

"처음부터 전부 얘기해 보세요!!"

라고 물으면 술술 대답할 수 있는 사람은 별로 없다. 세세한 사항은 돌아올 무렵에는 거의 잊어 버리고 있다는 것이다.

하지만,

"오늘 조카 결혼식장에서 신부가 아름다웠다."

"곤도라로 안개속에서 내려 왔을 때에는 깜짝 놀랐다."

"친구의 인사 때 신부가 울어 버렸다."

"사슴고기 스테이크는 처음 먹었다."

등으로 결혼식에 간 사실이나 식장에서 있었던 일중에서 인상적이었던 사건은 대개 기억하고 있다.

그런데 치매 환자의 경우는 결혼식에 다녀온 할머니에게,

"결혼식 어땠어요?"

라고 물어도 당사자는 안색 하나 변하지 않고,

"오늘은 하루종일 집에 있었다."

고 하는 대답을 아무렇지 않게 한다. 결혼식에 간 사실 전체를

잊어 버리고 있는 것이다.

"이런 예쁜 옷을 입고 선물도 받아 오셨잖아요?"

라고 얘기를 되돌려도 할머니의 머리속에는 아무 기억도 없기 때문에 대답할 수 없다. 할 말이 없어지면

"옷은 손자가 보고 싶다고 해서 입어 보았다."

"선물은 옆집 부인이 갖고 왔다."

고 하는 식으로 변명조의 얘기를 꾸며 대응한다. 이런 점이 치매의 특징이다.

또한 치매 노인은 어느 시기에 맹렬한 식욕을 보이는 경우가 있다. 그것은 '먹었다'는 사실 자체를 잊어 버리기 때문이다.

지금 막 다 먹었는데 '○○야, 밥 아직 안 먹냐?'고 하는 것은 이 시기이다.

하지만 이상하게도 어느 정도 먹더라도 배탈이 나거나 살이 찌지는 않는다. 이런 때는 이해할 때까지 먹여도 거의 걱정은 없다.

"지금 준비하고 있으니까 그때까지 다른 거라도 드시고 계세요."

라고 그때마다 다른 간식을 2, 3가지씩 주도록 하면 좋을 것이다.

• 수년에서 수십년의 기억이 상실되어 버린다(기억의 역행성 상실의 특징)

그리고 치매의 증상중에서도 독특한 행동으로서 들 수 있는

것 중의 하나가 '황혼 증후군'이라고 불리는 증상이 있다.

이것은 저녁무렵이 되면 안절부절 못하게 되고 짐을 챙겨서,

"신세 많이 졌습니다. 그럼 이제 집에 돌아가겠습니다."

라고 가족에게 정중하게 인사하고 집을 나가려고 하는 것 같은 행동이다.

왜 이런 행동을 취하느냐 하면 이 때의 노인의 머리속에서는 요근래의 수년 혹은 수십년의 기억이 완전히 빠져 버리고 없기 때문이다. 빠진 세월만큼 옛날로 돌아가서 그 시대를 현재로 믿고 있는 것이다.

이제부터 돌아가려는 집은 그 무렵에 살고 있던 집으로, 그 집에는 젊은 남편(아내), 어린 아이들이 기다리고 있을 것이다.

따라서 마음속으로 '지금 있는 곳은 우리집이 아니다. 다른 집에 놀러와서 너무 오래 있었다.'라고 생각하게 된다.

저녁식사 시간이 되어 아직도 폐를 끼치고 있으면 죄송하다며 안절부절하기 시작한다. 빨리 돌아가서 저녁식사 준비도 해야 한다고 생각하면 불안해져서,

"신세 많이 졌습니다."

라고 하는 인사를 하게 된다. 노인의 머리속에서는 분명 논리가 통하는 얘기다. 그런데 그 노인에게 낯선 사람들(수십년전의 가족과는 다른)은 그 사실을 이해하지 못한다. 그래서,

"여기가 할머니(할아버지) 집이다."

"퇴직금을 털어서 산 것을 잊었어요?"

라고 이유모를 얘기를 한다. 결국은 현관에 열쇠를 걸고 밖에 나가지 못하게 한다. 이것은 마치 유괴범에게 감금당한 상황이나 마찬가지인 것이다.

"이거 큰 일이다. 감금당해 버렸다. 어떻게든 달아나야지."
라고 생각하게 되며 그 후는 절망상태가 되는 것은 당연하다.

이런 절망상태 중에서는 상당히 고령의 노인이 높은 담장을 뛰어 넘거나 좁은 창으로 빠져 나가는 경우도 흔히 있다.

"그런 할머니가 어떻게 이런 일을……."
하고 생각할 만한 일이 가끔 있다.

하긴 본인의 입장에서 보면 70세가 아니라 40대로 돌아가 있기 때문에 그 연대의 체력이나 행동력으로 하려고 하고 있으므로 보란 듯이 담장을 뛰어 넘을 수도 있다.

혹시라도 예전에 힘 꽤나 쓰던 할아버지라면 그 시절의 힘으로 난리칠 테니까 도저히 손을 쓸 수 없게 될 수도 있다.

이런 때에는 우선 노인의 마음 상황을 이해하고 가족이 능숙하게 받아들이는 것이 중요하다.

"차를 달여요. 모처럼 오셨으니 마시고 가세요."
라고 하면 거절하면 실례라고 생각하고,

"그럼 한 잔만……."
하면서 마시게 된다. 그렇게 앉았을 때에는 이미 돌아가려고 했던 사실을 잊어버리고 있으므로 진정된다.

"아무래도 가야겠다."
고 버티는 것 같으면,

"그럼 거기까지 바래다 드리죠."

라고 함께 나가서 집 주변을 빙그르르 돌고,

"다녀왔습니다."

"어서오세요."

라고 말하면 노인은 안심하고 집에서 안정을 취한다.

기억의 역행성 상실이 더욱 진행하면 '할아버지'나 '할머니'라고 부르면 대답도 안 하게 된다. 좀 더 젊은 연대로 돌아가 있다. 그 중에는 시집가기 전으로 돌아가 있어 결혼 전의 이름으로 부르지 않으면 대답해 주지 않게 되는 경우조차 있다.

성적 이상행동도 이 메카니즘으로 생각하면 쉽게 이해할 수 있다. 90세 가까이 된 시아버지를 간호하고 있던 며느리가 병원에 상담하러 갔다. 그녀가 의사에게 그랬다.

"선생님, 지난밤 시아버지가 이불속으로 들어오라고 유혹하는 거예요. 난 그만 소름이 쫙 끼쳐서 그 후부터는 문을 꼭꼭 잠그고 자게 되었어요. 어쩌면 좋죠?"

할아버지로부터는 40~50세때의 얘기가 자주 나왔기 때문에 그 의사는,

"아마 자신의 젊은 시절로 돌아가서 당신을 자신의 아내로 믿고 있는 거예요. 며느리를 유혹할 생각은 아니예요. 어쨌든 애정에 굶주려 있으니까 말을 걸거나 손을 살짝 쥐어 주면 진정할 겁니다."

라고 대답했다는 것이다. 실제 그 이후는 그 할아버지에게서 성적 이상행동은 두 번 다시 일어나지 않게 되었다고 한다.

이런 기억의 역행성 상실에 있는 노인들은 타임머신을 타고 저 먼 과거로 돌아간 것과 같기 때문에 그 기억속에서 살고 있

는 것이나 마찬가지이다.

절대 현재의 세계를 인정하려고 하지 않는다. 그 시절에 맞는 맞장구를 쳐주면 진정하고 온화해진다. 과거 속을 방황하는 노인들을 무리하게 현재로 이끌어 내려고 해도 쌍방에게 득이 될 것은 없다.

□ 제2법칙 · 증상의 출현강도에 관한 법칙

치매 증상은 가장 가까운 신뢰를 받고 있는 사람에게 강하게 나타난다.

이것은 현재 간호하고 있는 사람이라면 정도의 차이는 있어도 누구나 절실히 느끼고 있는 점이라고 생각된다. 상대가 치매에 걸려 있다는 것을 알고 있어도 경우에 따라서는 '의식적으로 심술을 부리고 있는 것이 아닐까'하고 생각될 만큼 간호자와 그 밖의 다른 사람을 대하는 태도가 다르다.

매일 열심히 간호하고 있는 며느리에게,

"넌 도둑이야! 돈을 돌려줘."

라는 악담을 하거나 밤중에 갑자기 집에서 나가려고 하거나 끊임없이 문제 행동을 취하는 할머니가 친척이 찾아오면 마치 얌전한 색시처럼 되어 대답도 정확하고 논리정연하게, 조금도 치매에 걸려 있는 듯이 보이지는 않는 행동만 한다는 것이다.

이것은 하고 싶은 대로 실컷 장난치는 아이들이 손님이 오면 얌전하고 예의 바르게 무릎꿇고 대답하고 있는 모습과 매우 비슷하다. 손님쪽에서는 일상의 장난꾸러기의 실태를 모르기

때문에 '착한 아이구나'라고 머리를 쓰다듬으며,

"이제 너한테도 자식이 생겨서 한시름 놨구나."

라고 하면서 속내도 모른 채 돌아간다. 손님이 현관을 나가자마자 이미 안에서는 장난꾸러기들이 손님이 가져 온 선물을 둘러싸고 한바탕 소동이 일어나고 있을 것이다.

장난꾸러기들이나 치매 노인은 일단 가족과 손님을 확실히 구별하고 있다.

'가족은 피붙이라 거리낄 필요가 없다. 다른 데서 찾아 온 사람한테는 절대 약점을 보여서는 안 된다…….'

치매 노인은 판단력이라고 하기보다도 본능적으로 이 양자를 구별하고 '방문객'에게는 예의 바른 태도와 체면을 차린 모습을 보인다.

이 상태는 나중에 설명할 '얼룩치매'라는 증상인데 이상한 치매 증상과 정상적인 부분이 섞여 나타나는 것이 특징이다. 특히 치매 초기에는 노인은 언뜻 정상인 듯이 보인다. 그런 만큼 주위 사람들은 가장 가까운 며느리나 가족조차도 이상과 정상의 구별을 하기 어려워져 버린다.

'저렇게 단정한 할머니가 설마 치매에 걸렸다고는 생각할 수 없다.'고 여기는 것이 간호하는 며느리뿐 아니라 가족이나 주위 사람들의 한결같은 반응이다.

따라서 시어머니의 '정상적'인 행동을 겪은 며느리는 시어머니가 일부러 그러는 줄로 알고,

"며느리 학대다! 일부러 그러는 것이다!"

라고 분개하며 친정으로 돌아가 버리는 것 같은 사건도 적잖이

있다고 한다.

하지만 치매 노인의 입장에서 보면 가장 믿고 가깝게 느끼고 있던 사람이기 때문에 안심하고 치매를 보이고 있었는데 그 사람이 떠나가 버리면 어쩔 도리가 없다. 며느리가 없어진 그 날부터 그 모습을 찾아서 불안한 나날을 보내게 된다.

즉, 노인이 치매를 보이는 것은 일종의 신뢰의 증거이다. 그러나 외부인에게 있어서 보면 그 노인이 정상인지 치매인지는 거의 구별하기 어렵다.

가끔 찾아오는 노인의 친자식들이나 친척들의 입장에서 보면 어머니(혹은 아버지)가 치매라고는 결코 생각하고 싶지 않은 것이다. 만나서 얘기해 봐도 거의 이상한 점은 느낄 수 없다. 그렇기 때문에 간호자측에서는 다음과 같은 고민이 생긴다.

• 간호자의 소리 ①

"친척들에게는 이 현상을 호소해도 좀체로 이해해 주지 않아 실망하게 된다. 실제 대면하고 있는 간호자가 얼마나 힘들게 매일을 보내고 있느냐는 조금도 모르고 비난의 상대조차 되어 버렸다. 따라서 친척이라는 존재는 처음부터 그런 존재라고 단정하고 믿지 않기로 했다."

• 간호자의 소리 ②

"나는 차녀인데 사정이 있어서 내가 할머니와 함께 살게 되었다. 언니, 오빠, 동생은 매일의 고생을 별로 이해 못한다.

그것도 1년에 2, 3번 올 뿐이므로 할머니가 이전보다 안정되는 것은 물론 사람이 오면 어떤 이유인지 여느때보다 정정하므로 병인지 아닌지 모르는 것 같다. 어쨌든 할머니 시중은 으레 내가 드는 것으로 알고 있는 사람들을 생각할 때 쓸쓸해져 버린다."

이런 소리는 가족이나 친척의 몰이해가 얼마나 간호자를 힘든 입장으로 몰고 있는지를 잘 나타내고 있다.

□ 제3법칙 · 자기 유리의 법칙

치매를 가진 노인은 자신에게 있어서 불리해지는 사실은 절대 인정하려고 하지 않는다. 분명히 당장 탄로 날 거짓말을 하거나 타인의 탓으로 돌리거나 해서 절대 '내 잘못이다, 내가 나빴다'고는 말하지 않는다.

사람의 마음을 전혀 이해하려 하지 않을 뿐만 아니라 상대의 기분을 고려하지 않는다.

예를 들어 밤중에 오줌을 싸서 요가 젖어 있었다고 하자. 그래도 절대 자신의 행동이라고는 말하지 않는다.

"손자가 컵에 물을 담아와서 엎질렀다."

"어느집 개가 멋대로 들어와서 소변을 요에 싸고 갔다."

라고 분명히 엉터리인줄 알면서도 태연하게 변명거리로 삼는다.

이런 언농에는 자신이 약해진 사실, 늙은 사실, 그리고 과실과 책임을 인정하고 싶지 않은 심리(자기 보존의 메카니즘)가

강하게 본능적으로 작용하고 있음에 틀림없다.

사람은 누구나 자신이 사회에 적응하거나 생존하는데 필요한 능력을 상실했다는 사실을 인정하고 싶어하지 않는다. 이것은 치매 노인도 마찬가지로 잊어 버리거나, 잃거나, 오줌을 싼 것조차 다른 사람의 탓으로 돌려 버린다.

이것이 반복되면 간호하고 있는 사람은 대개 간호의욕이 떨어져 버린다. 그러나 우리들도 평소부터 이것과 비슷한 행동은 가끔 하고 있다.

"좀 뚱뚱한 거 아니니?"

라고 말을 들어도 선뜻 인정하는 사람은 적고,

"아냐. 요 십수년 체중은 변함없어."

"그래. 말랐다는 사람도 많아."

라든가 결국 부정적인 대답을 해 버린다. 좀더 심한 경우를 예로 들었을 때 국회답변 등에서 자신에게 불리한 질문 등이 나오는 것 같으면,

"전혀 기억이 없습니다."

"노코멘트라면 노코멘트이다."

라고 하여 뻔한 거짓말을 하거나 사람의 기분을 아무렇지 않게 무시하는 것 같은 말을 하는 청문회 광경을 볼 수 있다. 이것도 자기보존의 법칙이 그렇게 시키고 있는 것이겠지만 그들의 거짓말에 비하면 치매 할아버지, 할머니는 애교 수준이다.

"이것도 병 때문이니까……."

라고 단정짓고 간호의 손을 늦춰서는 안 될 것이다.

□ 제4법칙 · 얼룩치매의 법칙

치매증상이 나타난 초기는 반드시 정상적인 부분과 치매증상으로 보이는 이상한 부분이 뒤섞여서 존재한다. 마치 정상과 비정상이 얼룩같이 불규칙하게 섞여서 나타나는 것과 같기 때문에 '얼룩치매의 법칙'이라고 불린다.

이 세계에서는 예를 들어 수학의 연립방정식을 술술 풀어버리는 노인이 있었다고 하자.

그에게 '2＋3은?'하고 질문했을 때 가령 '6'이라는 대답이 돌아왔다고 하면 여러분은 어떻게 생각할까?

"○○씨 잘 했어요."

라고 하지 않을까 생각한다.

보통의 경우는 연립방정식을 풀 수 있는 노인이 2＋3 같은 간단한 계산을 못하리라고는 생각도 안 할 것이다.

그런데 '얼룩치매의 법칙'이 적용되는 '치매의 세계'에서는 사정이 완전히 달라진다. 이 세계에서는 정상과 이상이 섞여 나타나므로 가까운 사람들에게도 치매인지 그렇지 않은지의 판단이 쉽지 않아 그 이상함에 휘둘리는 경우가 적지 않다.

치매인지 어떤지를 구별하기 위해서는 '상식적인 사람이면 하지 않을 듯한 언동을 노인이 하게 되었을 경우 그것은 치매의 증상이 시키고 있는 것이다'라고 단정하는 것이 요령이다.

이 무렵에 흔히 나타나는 것이 도둑 맞는 망상이다. 지금까지 몇번이나 예로 든, 며느리에게 자기 돈을 훔쳤다고 하소연한 경우와 같은 것이다. 며느리는 시어머니가 치매라고는 생각

하지 않기 때문에,

'내가 마음에 안 드시니까 이런 식으로 구박하는거다.'

라고 화내지만 일반적인 경우 상식적으로는 가족을 도둑이라고 부르는 경우는 없기 때문에 그런 경우는 '얼룩치매'라고 생각하는 편이 옳다고 생각한다.

□ 제5법칙 · 감정 잔상(殘像)의 법칙

치매 노인에게는 처음에 얘기했듯이 건망증이 심해 새롭게 무엇을 기억하는 일은 전혀 할 수 없다.

이런 반면 감정의 세계는 확실하게 완전히 연마되어 있다. 그리고 밝은 빛속에서 문득 눈을 감으면 지금까지 보이던 상이 눈속에서 그림자가 되어 남듯이 노인이 느낀 좋고 나쁨의 감정은 상당히 강하게 남겨진다.

그것은 동물의 세계와도 조금 비슷하다. 약육강식의 동물의 세계에서는 사소한 몸짓이나 소리의 표정으로 상대가 적인지 아군인지, 마음을 허락해도 되는지 어떤지를 재빨리 판단하여 친해지거나 해치거나 한다. 지각능력이 쇠약해진 노인들은 위대한 자연이 준 감정에 따라서 사는 길을 찾지 않을 수 없게 되어 있다.

이 세계에서는 '설득'은 아무런 효과도 없다. 오히려 '동정'이야말로 상대와의 교류를 돕는 포인트가 된다. 마음과 마음을 서로 통하게 하지 않으면 간호는 불가능하다.

이 세계의 간호의 포인트는 한결같이 받아주는 입장이 되어 아무리 성가신 행위라도 상대의 선의에는 선의로 대답한다는 마음가짐이 필요하다.

치매가 시작된 어떤 할머니는 세탁물이 마르면 거둬 들이려고 한다. 아직 물이 떨어지고 있어도 세탁물은 거둬 들이는 것이라고 정하고 있기 때문에 말려도 소용없다.

"어머니 뭐하고 계세요? 괜한 일을 해서 또 세탁을 다시 해야 하잖아요."

라고 말하고 싶겠지만 여기에서 꾹 참는 것이 능숙한 간호 요령이다. 그것이 바로 '선의에는 선의로 응한다'는 원칙이다.

"할머니, 고마워요. 나머지는 제가 할테니 텔레비전이나 보세요."

라고 하면 얌전하게 일을 그만둬 준다. 그러나 섣불리 흥분하는 것 같으면 '모처럼 도와줬는데 고함만 치다니 너무 무섭고 싫은 사람이다.'라고 생각하게 되어 그 후에는 다루기가 상당히 어려워진다.

치매 노인은 초조함이나 날카로운 고함소리에 민감하기 때문에 노인 앞에 나갈 때는 마음을 가라앉히고 무슨 일이든 거슬리지 않는 것이 요령이다.

□ 제6법칙 · 집착의 법칙

치매 증상의 특징으로서 6번째는 주위가 거기에서 끌어내려고 하면 할수록 점점 한 가지 일에 '집착해' 버린다는 사실을 아는 것이다.

K의사에게 어느 날, 초로의 여성이 다음과 같은 상담을 하러 왔다고 한다.

외출에서 돌아오니 남편이 '지금까지 어디에서 어떤 남자와 뭘 했어?'하며 몰아세우면서 자신의 말을 들으려고 하지 않았다. 일전에는 돌아오는 길에 우연히 아들과 같이 오는데 아들과 자신의 사이가 의심스러운 듯한 얘기를 노골적으로 해서 한심해졌으며 이제 자신은 어떻게 했으면 좋겠냐는 것이었다.

더욱이 자세한 얘기를 들으니 남편의 건망증이 1년쯤 전부터 상당히 심해져서 분실을 막기 위해 저금통장이며 인감을 부인이 보관하게 되었다고 한다. 달라고 했어도 잃으면 큰 일이기 때문에 건네주지 않았는데 K의사가 보기에는 아무래도 그 행동이 결정적 계기가 되는 듯 했다.

남편쪽은 '중요한 재산은 부인이 갖고 있을 뿐 어떻게 쓰고 있는지 모른다. 아무래도 배후에 남자가 있지 않을까'하고 생각하는 사이에 외도 망상이 머리속에 자리잡게 된 것으로서 그것이 집착의 원인이 된 것이었다.

"일단 남편에게 통장과 인감을 돌려 주세요. 만일 잃었을 때는 곧 개인 신청을 내거나 재발행받으면 되니까 우선은 남편의 의심을 없애 버리는 것이 과제입니다. 그렇지 않으면 앞으로의 간호가 힘들어요."

하며 K의사는 권했다고 한다.

다음날 치매 상담하러 또 다시 이 부인이 찾아 왔다고 한다.

"선생님의 말씀대로 했더니 외도 망상이 싹 사라져 버렸어요. 그것은 역시 치매였어요."

이런 경우는 결과가 좋은 예이지만 치매 걸린 쪽이 무슨 일인가에 끈질기게 집착하기 시작했을 때에는 무엇이 원인인지를 알아내어 적절한 수단을 취하면 거짓말같이 집착이 사라져 버리는 경우가 적지 않다.

또한 이런 예도 있다.

그 환자는 슈퍼마켓에서 비누를 몰래 갖고 가버리는 할아버지였다. 그 가족은 80세 가량의 할아버지, 할머니였는데 할머니는 신병으로 인해 자리보전을 하고 누워 있었고 할아버지는 얼마전부터 치매 증상을 보였다고 한다.

며느리가 일하러 나가서 가계를 지탱하고 있는데 어느 날 돌아와서 찬장을 여니 자신이 산 적이 없는 비누가 몇 상자나 들어 있었다.

'이것은 아무래도 시아버지가 한 일 같다'고 짐작이 되면서도 돈을 내고 왔다고는 생각할 수 없고 어디에서 가져왔는지도 확실치 않았다. 그 사이 시아버지가 출입하는 장소를 떠올렸다. 그래서 어느날 몰래 뒤를 따라 가 보니 시아버지가 슈퍼마켓에서 비누를 들고 오는 것이었다. 그 며느리는 병원에 가서 의사에게 상담을 했다.

"선생님, 그렇다면 내가 일을 그만두고 집에 있어야 할까요?"

상담의사는 다음과 같이 조언을 해줬다.

"슈퍼마켓 주인과 얘기해서 할아버지가 가져 온 것을 몽땅 사든가 돌려주러 가면 어떨까요? 일을 그만둬도 할아버지를 지킬 수는 없을 테고 당신이 집에 있으면 할아버지께서는 답답해서 신경질을 낼 것입니다."

나중에 들은 얘기는 다음과 같은 것이었다.

"선생님 덕분에 슈퍼마켓 주인이 좋은 사람이어서 시아버지가 가져 간 비누는 돌려주면 받아 주기로 했습니다. 고맙습니다."

이 할아버지는 같은 상자, 같은 종류의 비누에 집착해서 그렇게 몰래 갖고 돌아오는데 가족이 아무리 주의하고 타일러도 소용없었을 뿐만 아니라 감시하고 있다고 생각하여 따돌림을 당해 버려서 좀체로 잘 안 되었다. 그러나 이웃 사람들의 이해와 협력으로 잘 대응할 수 있었던 예일 것이다.

이 경우에는 평소 그 슈퍼마켓에서 잡화를 사고 있어 안면이 있었던 점도 스무드한 이해를 얻을 수 있는데 도움이 되었다고 생각한다. 이 예에서는 평소 지역사회에서의 인간관계의 중요성을 가르쳐 주고 있다.

진짜 '치매대책'이란 이런 가족과 같은 인간관계를 지역사회 속에서도 구축하는 것이라고 말할 수 있지 않을까 싶다.

□ 제7법칙·치매 증상의 이해가능성에 관한 법칙

지금까지 6가지의 치매 법칙을 보아왔는데 치매는 언뜻 엉뚱하고 이상하게 보이지만 잘 조사해 보면 납득이 가는 측면이 있다는 것을 약간은 이해했으리라고 생각한다.

치매가 시작되어 어느 시기까지 오면 반드시 밤중에 돌아다니며 간호자나 가족의 이름을 부르면서 하룻밤내내 못자게 만드는 경우가 있다. 더구나 이런 때에는 그 노인에게 있어서의 하루가 48시간(만 이틀)이 되어 그 동안은 계속 깨어 있게 되므로 다음의 24시간은 계속해서 수면에 빠지는 매우 성가신 생체 주기가 형성된다.

가족은 참을 수 없어질 것이다. 그러나 낮에는 자고 휴식을 취하던 노인은 다시 밤이 되면 눈을 뜨고 움직이기 시작한다.

한밤중 3시경에 눈을 뜨고 창을 열어,

"자 아침이다. 아침이야."

하고 며느리를 깨워 아침밥을 먹고 싶다, 준비해 달라고 아우성친다.

이것은 '소재식(所在識) 장애'라고 해서 시간적인 짐작을 못하게 되어 있는 것이다. 지금이 밤인지 낮인지 어디에 있는지, 무엇 때문에 자고 있는지 전혀 짐작을 못하고 있다.

이런 감각 이상은 친구집에 묵었을 때나 여행가서 여관에 묵었을 때 등에 우리들도 가끔 경험하는 일이다.

밤중에 문득 잠이 깨면 조용하고 깜깜한 속에서 본 적이 없는 천장 모양이나 전등의 갓 모양이 희미하게 보인다.

"어머, 지금 어디에 있는 거지."

문득 옆을 보면 친구의 자는 얼굴이 눈에 들어와서 그제서야 어젯밤 친구집에 묵었음을 떠올리고 안심하고 잔다는 것과 같은 느낌이다.

그런데 소재식 장애에서는 이런 일체의 기억이 깨끗하게 사라지고 없다. 이렇게 되면 나머지는 불인감과 공포뿐이다.

'도대체 왜 이런 모르는 곳에 있을까.'

'가족은 나를 남겨 두고 어딘가로 가 버린 게 아닐까?'

'이상한 녀석이 문을 열고 들어오는 게 아닐까?'

'자고 있는 동안에 유괴당해서 어디에 갇혀 있는 것 같다.'

이런 불안과 공포가 습격했을 때 우리들 같으면 어떻게 할까. 아이들 같으면 있는 힘 다해서 '아버지, 어머니!'라고 계속 부를 테고 아기는 울부짖을 것이다.

노인도 간호자나 가까운 가족을 부르며 집안을 찾아다닐 것이다. 아들 부부의 방에 밤중에 뛰어들어 갔다고 해도 이런 불안이나 공포로 인한 행동이라면 충분히 동정의 여지는 있다.

이런 노인을 안정시키는 요령은 3가지 정도 있다.

① 방이나 복도를 환하게 해 둔다. 눈을 뜬 순간에 낯익은 가구나 벽걸이나 회화 등이 눈에 들어오면 깜깜한 곳보다 공포감은 적어진다.

② 밤중이라도 라디오나 텔레비전을 적절한 음량으로 틀어 두거나 가족의 단란한 소리를 녹음한 테이프를 카세트에 끼워 틀어 둔다. 치매 환자 중에는 혼자가 되면 큰 소란을 부리는 사람도 있다. 그런 경우에는 라디오나 텔레비전이나 카세트의 소리를 켜 두면 진정하는 경우도 있다. 가족이 떠드는 소리나 오래된 민요나 가요를 테이프로 켜 두는 것도 상당히 효과가 있는 것 같다.

③ 같이 잔다. 우리들도 어린 시절은 엄마가 옆에서 자 주면 안심하고 잘 수 있었다. 노인이 잠을 설치며 계속 일어나서 방황하고 있는 것 같으면 같이 자는 것도 한 방법이다.

어떤 딸은 잘 때에 손목과 손목을 묶어서 어머니가 일어나면

곧 알 수 있도록 해서 옆에서 잤다. 어머니가 일어나려고 하면,

"어머니 괜찮아요. 안심하세요."

라고 달래듯이 하니 잘 자게 되었다고 한다. 그 이후는 딸도 가족도 푹 잘 수 있게 되었다고 한다.

이런 치매 노인의 언동을 올바르게 이해하는데 있어서는 과거의 경험이 현재의 치매 증상과 깊은 관련을 갖고 있는 경우도 적지 않음을 기억해 두기 바란다.

□ 7대법칙 후의 1원칙, 간호에 관한 원칙

지금까지 서술한 7대법칙으로 '치매 세계'의 비밀을 아셨으리라 생각한다. 노인을 돌보는 일은 때로는 매우 괴롭고 고생이 많다.

그러나 '간호에 관한 원칙'이라면 단 한 가지, '노인이 형성하고 있는 세계를 이해하고 소중히 한다. 그 세계와 현실과의 갭을 가능한 한 느끼지 않도록 하는 것' 일 뿐이다.

간호자는 치매 노인과 보통 사람들과의 사이에 놓인 다리 역할이다. 다만 그런 간호자들은 다음과 같은 사실을 가장 먼저 기억해 두어야 할 것이다. 즉, '노인의 감정이나 언동을 먼저 받아들여서 그것에 맞는 시나리오를 생각하고 연기할 수 있는 명배우가 되는 것'이 최우선의 방법이라는 사실이다.

만약 치매에 걸린 어머니가 내 돈을 훔쳤다, 돈을 내놓으라고 했을 때,

"그런 것 안 했어요."

라고 하면 집착의 법칙에 의해서 '저 사람 시치미떼고 있구나'하고 생각하게 될 것이다.

또한 감정잔상의 법칙에 따라서 '싫은 녀석'이라는 감각은 언제까지라도 사라지지 않는다.

그런 대응보다는 깜박했다는 어조로,

"아, 어머니 그때 수금하는 사람이 와서 돈이 없길래 잠깐 빌렸어요. 지금 돌려 드릴께요."

라고 돈을 건네 주면 어떨까. 집착은 사라져 버린다. 그래도 곧 기억장애의 법칙으로 돈을 받은 사실도 잊어 버린다. 돈은 나중에 살짝 받아 두면 모른다. 더구나 돈을 돌려 주었다는 좋은 감정은 감정잔상의 법칙으로 남기 때문에 일거 양득이 된다.

간호를 필요 이상으로 심각하게 받아들이지 말고 다시 한번 노인과 같은 입장에 서 보거나 동심으로 돌아가는 셈으로 치매 노인의 마지막 몇년을 간호해 주는 최선의 마음이 어떤 요령보다도 중요하다.

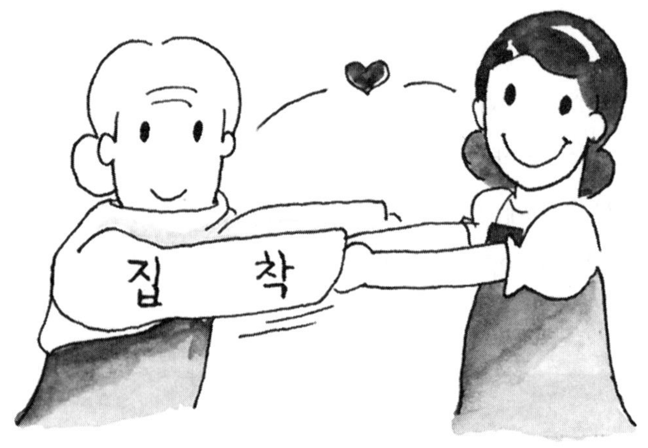

제 3 장

치매(痴呆)의 예방법과 간호의 지혜

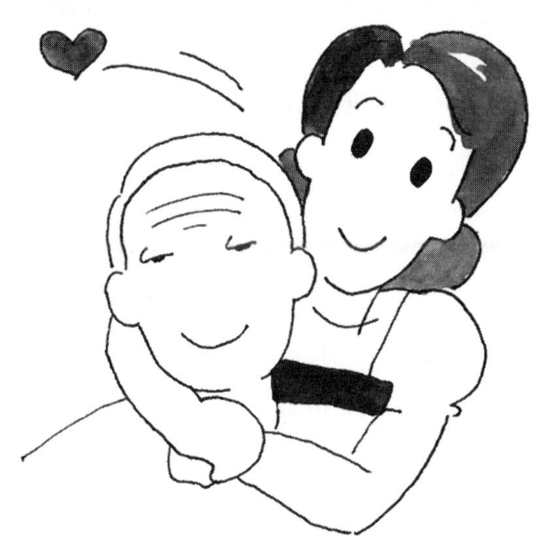

간호 요령 ①

간호의 요령을 구체적으로 알기 위해서

□ 간호자가 거치는 4가지의 심리적 단계를 안다

'치매'라는 병은 기억과 지능의 신경세포가 심각하게 병들어 가는 병이다.

하지만 노인들은 기억이나 지능의 결여 부분을, 예를 들면 감각을 예리하게 하는 것 등으로 보충하면서 그 나름대로 균형을 잡아 연명해 나가려고 하고 있다.

간호를 하는 사람들은 이런 균형이나 노인들의 생활 리듬을 무너뜨리지 않는 것 같은 방향으로 지켜 보는 것이 필요하다. 하지만 이것은 말처럼 쉬운 일은 아니다.

존경하는 부모가 처음 논리가 맞지 않는 얘기를 하게 되었을 때에 느끼는 혼란, 당황, 뜻밖의 증상의 다채로움이나 간호력이 미치지 않는 데에서 느끼는 신체적, 정신적인 부담의 무게는 말로 표현하기 힘들 것이다.

이들은 대부분의 경우 필사적인 노력을 거듭해도 노인의 증상은 오히려 진행되는 한편, 그때마다 예상을 웃도는 혼란이 가족을 습격한다.

치매 노인이 보이는 불가해한 행동에 겨우 익숙해졌는가 싶으면 다시 새로운 증상을 보이기 때문에 언제까지나 간호의 보람도 없다는 기분이 들며 마치 다람쥐 쳇바퀴 돌고 있는 듯한 기분이 되기도 한다.

일반적으로 고령의 치매 노인들과 함께 살아온 간호자나 가족들의 얘기를 듣다 보면 간호자들이 치매에 익숙해져 가기 위해서는 반드시 거치는 4가지의 심리적 단계가 있다는 것을 알 수 있다.

① 제1단계 : 당황 · 부정

고민을 다른 친척들에게조차 털어놓지 못하고 혼자서 고민한다.

② 제2단계 : 혼란 · 분노 · 거부

정신적 · 육체적으로 지칠 대로 지쳐서 치매 노인과의 접촉을 가능한 한 거부하려고 한다.

③ 제3단계 : 포기

분노 · 초조는 자신에게 손해라고 생각하기 시작해서 포기의 경지에 이른다.

④ 제4단계 : 수용

있는 그대로의 노인을 가족의 일원으로서 받아 들일 수 있게 된다.

다음에 이 4가지의 심리적 단계에 대해서 순서대로 설명해 가기로 한다.

이 4가지의 단계를 알고 지금까지의 간호를 뒤돌아 보았을 때 자신이 지금 어느 위치에 있는지를 확인할 수 있으면 앞으로를 예측하는데 있어서 반드시 유용한 지표가 되리라고 생각한다.

• 제1단계 : 당황 · 부정

간호자나 가족이 처음 치매와 만났을 때 그 증상에 당황하면서도 '치매일 리가 없다'고 부정하고 싶어지는 시기이다.

노인이 단편적으로 보이는 '이상한 행동'에 마음이 떨려 치매이냐 정상이냐의 구별도 확실치 않을 뿐만 아니라 존경하고 믿었던 부모의 인격적 변화를 결코 인정하고 싶지 않은 마음으로 가득한 단계이다.

'치매 노인' 본인의 혼란을 웃돌 만큼 간호자도 심리적인 혼란에 빠지지만 가까운 형제들조차도 그 실태를 알아 줄 만큼의 상황이 아니라 혼자서 끙끙거리는 사람이 적지 않다.

이 시기엔 간호하는 사람이나 가족은 타인에게,

"우리 아버지(어머니)는 좀 이상하다. 어쩌면 좋을까."

라고는 좀체로 말을 할 수 없는 것이 실상이다.

'만일 그런 얘기를 했다는 사실이 본인에게 알려지면 큰 일이다. 무슨 말을 들을지 모른다.'

라면서 치매 노인에 대한 걱정이나 가족 · 친척 등에 대한 염려도 포함하여 간호자의 마음이 온통 걱정으로 가득해서 혼자서 고민하게 되는 시기라고 말할 수 있을 것이다.

• 제2단계 : 혼란 · 분노 · 거부

간호하는 사람이 심리적으로나 육체적으로 지쳐 버려서 치매 노인을 간병하는데 녹초가 되어 버리는 것이 이 단계이다.

이것은 간호자나 가족이 '치매'라는 것을 올바로 이해하지 못하고 있기 때문에 일어난다. 먼저 사건의 시작은 '주의를 주거나 가르치려고 하는 것'으로 이것은 치매 노인의 입장에서 보면 '능력적으로 무리한 것을 강요하는 결과'가 된다.

"전에 몇번이나 얘기했는데 몇번 같은 말을 반복시키느냐?"

"이런 간단한 것을 왜 기억못하느냐?"

라고 하는데 이런 잔소리는 치매 노인에게는 해도 소용없지만 치매의 본질을 모르는 간호자는 아이들(지식을 흡수해서 앞으로 성장해 나가려고 하는)과 마찬가지로 반복함으로써 이해해 준다고 믿고 있다.

그런데 아무리 반복해도 효과가 나타날 리는 없다. 그것뿐만이 아니다. 치매 노인쪽은 꽥꽥 호통치거나 주의주거나 하면 오히려 증상이 악화된다.

이윽고 주의를 주거나 가르치는 일이 반복되면 조금씩 간호자에게 분노의 감정이 생긴다. 게다가 이런 상태가 언제까지 계속될까 하는 불안감도 더해진다.

간호자나 가족에게 있어서는 이 시기가 절정으로 아무리 효성이 지극한 간호자라도 '이 사람만 없으면 집안이 엉망진창이 되지는 않을 텐데……'하면서 노인의 존재를 부정하는 마음, 즉 거부하는 심리가 된다.

그러다가 더욱 심리적으로 극한까지 몰리게 되면 '차라리 이 사람을 죽이고 나도 죽을까'라고 골똘히 생각할 정도의 상태가 된다.

이 시기에야말로 가족이나 친척의 협력은 물론 아는 사람들이나 이웃집의 격려, 사회적인 원조가 있으면 간호자는 안도의 한숨을 쉴 수 있고 심리적으로 안정되어 가지만 실제로는 간호자의 대부분이 지원을 받을 수 없는 고립된 상태로 지칠 대로 지친 상태에 빠져 있다.

간호자 주변에 열 겹, 스무 겹으로 지원의 테두리를 만드는 것이 현재 조속히 필요하다고 생각된다.

그것은 한결같이 이 제2단계의 혼란・분노・거부라는 상황에 빠지게 되는 간호자・치매 노인 쌍방에 있어서 마이너스의 효과밖에 기대할 수 없는 부담을 조금이라도 경감하자는 데에 목표가 있다.

• 제3단계 : 포기

육체적으로나 정신적으로도 완전히 지쳐서 절망적이 된 다음에는 간호자는 제3의 단계에 이르게 된다.

그것은 '포기'의 심경이다.

'지금까지 이런 일을 실컷 반복해 왔는데 아무 효과가 없다.

오히려 혼란이 심해진다.'

라는 사실을 알게 된 것이다. 그런 단계에서는 무리한 일이나 쓸데없는 일은 하지 않게 된다. 일종의 깨달음의 경지인데 이 단계에 들어오면 자연히 치매 노인에 대한 간호란 어떤 것인지를 알게 된다.

그러나 한편으로는 노인의 치매 진행도 빨라 한 증상에서 다음 증상으로 발전함으로써 보다 다채로운 변화를 보이므로 간호가 극도로 어렵다고 느껴지는 시기도 이 시기이다.

한숨 돌릴 틈도 없이 새로운 문제 행동이 시작되어 겨우 '포기' 단계에 들어갔는데 다시 제2단계의 혼란 · 분노 · 거부로 돌아가서 괴로워하는 경우도 있지만 두 번째에는 '포기'의 경지로 돌아가는 기간이 짧아 이들 증상에 어찌할 바를 모르고 휘둘리는 기간은 그렇게 길지 않다.

이 단계에서는 치매 증상은 가족이나 이웃에게나 주지의 사실이 되어 가정에서의 간호는 이전만큼 곤란하지 않게 된다.

• 제4단계 : 수용

이 단계가 되면 치매에 대해 여러 가지 방향에서 이해가 깊어져서 치매 증상을 나타내는 노인의 심리를 손에 잡을 듯이 알게 된다.

결국은 어떻게 치매 증상을 이해하느냐 라는 문제가 노인과 간호자의 관계를 질적으로 변화시킨다고 말할 수 있을 것이다.

제2단계의 혼란 · 분노 · 거부의 단계에서는 한결같이 치매 노인을 건강한 사람들의 일상생활로 되돌리려고 하였기 때문에 결과적으로는 '늙음에 대한 역행을 시도'한 것이 되어 절망감만 컸던 것이다.

제4단계의 수용 단계에 이르러 비로소 치매의 진행방향과 일치한 간호를 시작하게 되어 노인으로서도 이 시점부터 간호하는 사람에게 안심하고 몸을 맡길 수 있는 상태가 된다.

즉, 가족 전원이 노인의 이상한 언동을 치매가 있으면 당연하다고 받아들일 수 있게 됨으로서 그때까지 성가신 존재로서만 받아들여지고 있던 노인들은 다시 가족의 일원으로서 환영받게 된다.

바꿔 말하자면 치매 증상으로 가족속에 일어나는 혼란은 심리적인 4가지 단계의 어디쯤에 있느냐에 따라서 가벼워지기도 하고 무거워지기도 한다는 것이 옳을 듯 싶다.

간호자나 가족은 제1단계의 당황이나 부정, 제2단계의 혼란·분노·거부의 괴로운 단계를 한시라도 빨리 벗어나고 싶은 것이다.

그리고 제3단계의 포기나 제4단계의 수용단계로 조금이라도 빨리 도달할 수 있도록 도와주는 것이 치매 노인을 둔 가족에 대한 사회에서의 원조의 기본이 아닐까 하고 여겨진다.

그리고 그 제1보는 치매를 이해하는 것부터 시작된다고 말할 수 있을 것이다.

□ 치매 노인의 정신증상과 문제행동에 대한 대처

치매 노인이라고 하면 자칫 밤중에 큰 소리를 지르거나 배회하거나 보이지 않는 인물에게 인사하거나 말을 걸거나 변을 만지거나 하는 문제행동만이 다뤄지기 쉽다.

그러나 사실은 치매 증상에서 가장 중요한 점은 '지적기능의 탈락증상'으로 거기에 여러 가지 정신증상이나 문제행동이 얽혀서 간호를 어렵게 한다.

• 정신증상

No	항 목
1	생기가 없고 우울해 있다.
2	식욕이 없다.
3	밤에 잘 수 없어서 힘들다.
4	의심이 심해지고, 사실이 아닌 것을 사실로 믿고 있다.
5	사실이 아닌 것이 보이거나, 사람 소리가 들리는 경우가 있다.
6	건망증이 심하고, 무엇을 부탁해도 곧 잊어 버린다.
7	밤에 잠결에 일어나서 소동을 피운 적이 있다.
8	밤낮을 착각하는 경우가 있다.
9	외출해서 미아가 된 적이 있다.
10	기 타

• 문제 행동

No	항 목
1	공격적인 행위를 보인다.
2	잘 씻지 않는다.
3	불결한 행동을 한다.
4	배회
5	외출해서 길을 잃는다.

No	항　목
6	가스렌지 등을 켠 채 둔다.
7	괴상한 물건을 모은다.
8	물건을 마구 사들인다.
9	지나치게 많이 먹는다.
10	음식을 먹지 않는다.
11	타인에게 거짓말을 한다.
12	성적 이상행위.
13	도둑질.
14	큰 소리를 지른다.
15	밤에 가족을 깨운다.
16	가족을 귀찮게 따라다니며 안 떨어진다.
17	화장실 이외에서의 배설 행위.
18	기타.

여러 가지 정신증상으로서는 도표와 같은 것이 있는데 이 중의 몇가지인가는 반드시 치매 노인에게 볼 수 있다. 특히 3항에서 9항까지의 각 항은 문제행동의 계기가 되기 쉬운 위험인자(리스크 팩터)로 이런 노인의 기분을 미연에 없애 준다면 문제행동을 억제하는 것이 어려운 일은 아니다.

사실 오랫동안 간호해 온 사람은 그 정도의 기선제압 방법, 치매 환자를 다루는 방법이 매우 능숙해서 결과적으로는 문제행동을 일으키지 않고 또 치매 진행도 늦출 수 있는 2중의 효과를 올리고 있다.

다음으로 문제행동이다. 치매 노인에게는 이것이 으레 따르기 마련인 듯이 생각되고 있지만 외국에서 연구, 보고된 사례를 보면 치매성 노인에게서 문제행동을 볼 수 있었던 것은 약 반수정도이다. 즉 2명에 1명은 문제행동이 전혀 없는 것이다.

치매가 있으면서 가정 안에서 잘 적응하고 있는 노인도 적지 않다.

치매 노인이 문제행동 없이 잘 적응하고 있는 경우는 다음과 같다.

그 가족이 전원, 치매란 어떤 것인지를 올바르게 인식하고 있기 때문에 노인에게는 절대 거슬리지 않고 능숙하게 간호하고 일상생활 속에서 노인이 가족의 일원으로서 참가하는 길을 자연히 열고 있다는 환경 조성이 이루어지는 경우이다.

치매의 본래 증상은 심한 건망증과 지능의 저하이다. 그러나 이것은 가족의 보조와 협력만 있으면 노인이 가정 안에서 생활해 가는데 매우 곤란해지는 일은 발생하지 않는다.

다만 노인의 심리나 치매 증상을 이해하지 못하고 '당황이나 부정' 혹은 '혼란이나 분노 · 거부'를 노인에게 발산하면 노인은 우리들 이상으로 당황하거나 혼란스러워 하며 분노를 나타내고 거부감을 드러낸다.

배회나 환각이나 망상, 불결행위, 참지 못하고 대소변을 보고나 변 만지기 등의 문제행동은 가족의 몰이해나 서투른 대응으로 인하여 나타난다고 할 수 있다.

이것은 바꿔 말하자면 늙음이나 치매를 열등감으로 느끼게 하지 않는 것이 대응과 간호의 요령으로 예컨대 기저귀를 교환

하려고 할 때에는,

"기저귀를 갈자."

고 해서는 치매 노인에게 저항감만 갖게 한다. 당사자는 자리보전 상태에서 늘 실금(失禁 ; 참지 못하고 대소변을 눔)으로 기저귀 신세를 지고 있었다고 해도 그런 사실은 잊어 버리고 있기 때문에 '기저귀 등의 어린애들 용품 따위에 신세를 지고 있지 않다'고 하는 마음으로 있다.

이렇게 되면 지시에 순순히 따르지 않을 뿐 아니라 부자유스런 다리를 들어 올려 차는 경우가 있다. 이런 경우는,

"속옷을 갈아 입죠. 산뜻할 거예요."

라며 갈아 주고 그 다음에,

"아, 산뜻하죠. 산뜻해."

라고 말을 걸어 주면 괜찮다.

치매 문제를 생각할 때는 늘 자신이라면 어떻게 대접받고 싶은지를 생각할 필요가 있다.

특히 문제행동을 일으켜 사태가 복잡해지면 수습은 상당히 어렵다.

다음에는 외국에서 보고된 치매 간호자들의 체험담이다. 여기에는 문제행동에 능숙하게 대처한 실례, 순간적인 지혜와 연구의 사례 등이 있으므로 문제행동별로 열거하기로 한다.

• 배회에 관한 체험과 대처법

· 저녁무렵이 되면 치매 증상이 있는 아버지께서는 친구집에 가 버린다. 친구집에서 조금이라도 얘기를 하면 안심하고

돌아오지만 우리들이 무리하게 모시고 돌아오면 도중에서 낯선 사람들에게 도움을 청해 버린다.

• 미아에 관한 체험과 대처법

· 혼자서 나가면 몇 시간씩이나 돌아오지 않는 경우가 있다. 이렇게 미아가 되는데도 외출하고 싶어 하기 때문에 들고 다니는 손가방 바깥쪽에 이름, 주소, 전화번호, 버스 정거장, 집의 목표물 등을 써 놓았다. 웃옷 팔에는 명찰을 만들어 달아 주고 신발에도 유성매직으로 인적사항을 썼다. 안쪽이나 내복에 쓰는 경우엔 타인은 봐 주지 않는다. 몇번이나 모르는 사람한테 전화를 받고 데리러 가거나 집까지 데려 왔다. 그래도 지금 생각하면 그 무렵이 훨씬 자신이 받는 자극이 많은 건지 치매 그 자체는 가벼웠던 것 같은 기분이 든다.

• 불면에 관한 체험과 대처법

· 밤이 되면 큰 소리로 떠들면서 평소엔 걸을 수조차 없었던 사람이 걷기 시작한다. 그럴 때마다 아이들의 소리를 테이프에 녹음해서 들려 주었더니 진정했다.

· 죽은 할아버지의 사진을 요에 누운 할머니와 같은 방향으로 옆에 놓아 주었더니 할머니는 혼자서 뭐라고 중얼거리시더니 잠이 들었는지 일어나지 않았다.

• 망상이나 그 밖의 체험과 대처법

· 거울을 흔들며 '지진이다. 지진'이라고 떠들며 소란을 피

웠다. 위험하니까 거울을 벽에서 뗐지만 만져도 움직이지 않는 거울이나 유리창 앞에서는 싱글벙글거리며 걸어 와서 거울이나 유리창에 비친 자신에게 말을 걸길래 물체가 잘 보이도록 해뒀다.

· 자신이 누구인지 모르는 상태로 이상한 일을 하기 때문에 어린 시절의 이름이나 애칭으로 불렀고 그래야만 대답했다.

· 본인이 과거 시대에 살고 있으면 나도 행동을 같이 할 생각으로 할머니의 옛날 친구가 된 셈으로 맞장구를 쳤다. 가족도 재미있어 하며 역할을 만들어 놀아 주었다. 나중에 조사해 보니 그 옛날 얘기는 모두 사실이었으며 우리는 모두 깜짝 놀랐다.

· 할아버지가 내 엉덩이를 만지고 싶어하거나 징그런 얘기를 한다.

· 기저귀를 갈 때는 할아버지 뒷쪽으로 돌아가서, 직접 앞에서 얼굴이나 신체는 보지 않도록 했다.

● 식사에 관한 체험과 대처법

· 먹어도 곧 잊어 버리고 하루종일 먹고 싶어한다. 그래서 '지금 식사 준비를 하고 있어요. 늦어서 미안해요'라며 과자나 팥빵을 주었다.

· 노인에게 있어서 먹는 것은 유일한 즐거움이라고 생각하고 염분이나 당분 섭취가 다소 지나치다고 생각하면서도 눈 딱 감

고 원하는 만큼 먹였다. 배탈도 나지 않았다.

· 먹은 즉시 잊어 버리기 때문에 담는 방법을 연구했다. 다른 가족은 2접시라면 할머니는 같은 내용으로 양을 조금씩 줄여서 4접시 정도로 하였다. 다 먹어도 눈 앞의 접시 수가 많으므로 만족하는 것 같았다.

· 식사 매너가 안 좋아서 식사 시간을 달리했다. 그때는 거울을 향해 말을 걸고 있는 시기였기 때문에 식탁 앞에 거울을 놓아 두었는데 '같구나. 같애'라면서 거울을 마주 보고 싱글벙글하며 식사를 했다.

· 젓가락이나 스푼을 잘 쓰지 못해서 손에 쥐고 먹을 수 있는 식사를 만드는 경우가 있다. 빵, 감자, 김밥, 한입 크기의 주먹밥, 소세지, 치즈 등을 1개씩 눈 앞에 놓는다. 음료는 머그잔째 입에 기울여 준다. 스트로우는 빨 수 없었다. 과일은 얇게 썰거나 한송이씩, 바나나는 쥐어 으깨기 때문에 내가 쥔 채 입에 넣어 드린다. 비면 다음 접시를 재빨리 바꿔 놓는다.

· 세 끼 식사, 10시와 3시의 간식 등 시간을 지켜서 생활의 리듬을 타면 어느 정도 이해받을 수 있는 시기도 있다.

· 밤중에 냉장고 문을 열어 둔 채 목을 디밀고 먹고 있었으므로 다음날부터 주먹밥과 보리차를 머리맡에 놓았더니 냉장고를 열지 않게 되었다.

· 노인식을 특별히 만드는 데에는 시간이 걸리므로 한번에

많이 만들어 작게 나누고 그때마다 눈 앞에서 갈아 으깨 주자 스푼을 쥐고 어린애처럼 입맛을 다시며 기다리고 있었다.

· 아버지는 술을 못 마시는 분이었지만 나와 살게 되어 매일밤 조금 술을 권하고 있다. 뇌를 자극하는지 조금 나아진 듯하다. 본인이 즐거워하면 그것이 제일일 것이다.

· 고집 부리며 안 먹길래 3일 정도 모르는 체하고 있었더니 배가 고팠던지 먹기 시작했다.

· 여름에 식욕이 떨어졌기 때문에 서늘한 정원에서 수박화채를 드렸더니 잘 먹어 주었다.

· 변비에 걸리면 식욕이 없어지므로 주의하고 있다.

● 목욕에 관한 체험과 대처법

· 벗을 때는 가능한 한 본인에게 시키고 목욕 후는 재빨리 하기 위해 내가 입힌다.

· 웃옷, 셔츠 등의 단추를 전부 끌러서 한꺼번에 벗게 한다. 하의도 마찬가지로 단숨에 벗게 한다.

· 손자(초등학생)와 함께 욕조에 들어가게 했더니 함께 장난을 치면서 씻는 것을 배웠다.

· 욕실에는 같이 가서 나는 옷을 입은 채로 할머니가 씻는 모습을 보고 있다. '다음은 여기예요'라고 말을 걸지만 최종적으로는 내가 씻게 되어 버린다. 그래도 '할머니는 건강한 분이

니까 혼자서 해 보세요'라고 격려의 말을 한다.

· 전부 씻어 준다. 샤워용 의자를 만들고 등받이를 다른 사람에게 붙잡게 하고 선 채로 뒤에서 바디 브러시를 2개 사용하여 재빨리 씻는다. 다음에 앉히고 머리와 얼굴을 씻었다. 얼마 후에는 씻는다는 동작 자체를 이해할 수 없게 되었는데 젖은 채 움직이면 미끄러져서 위험할 것 같아 서게 한 상태로 머리부터 아래로 차례대로 씻고 있다. 샤워가 편리하다. 비누보다 바디샴프가 쓰기 쉽다.

· 샤워만 하고 있다. 감기는 쉽게 안 걸린다는 말을 믿고 겨울에도 샤워만 했다. 조금 뜨겁게 해서 마지막에는 브러시로 신체를 가볍게 두드리면서 한다. 재빨리 할 수 있으므로 매일 청결하게 지낼 수 있다.

· 팔다리가 뜨면 무서워하기 때문에 머리만 나오는 옷을 만들어 입혀 욕조에 들어가게 했다.

· 욕조에 들어갈 때 몸에 천으로 만든 끈을 2바퀴 가량 돌려 묶고 거기를 세게 쥐어 주면 욕조에서도 안정감을 보여 편하다.

· 들어가면 곧 나와 버리므로 '노래를 불러 주세요'라고 하면 땀을 흘리면서 목욕탕 안에서 노래를 계속 부른다.

· 일주일에 한 번 정도 가까운 온천에 데려가서 피부와 피부 접촉을 했다.

• 의생활에 관한 체험과 대처법

· 몸에 걸치는 순서대로 늘어놓거나 겹쳐서 놓고 있다.

· 속옷에는 수를 놓아서 크게 앞, 뒤라고 써 놓았다.

· 좋아하는 옷만을 입고 싶어하므로 다소 이상하게 느껴지더라도 맘대로 하게 둔다.

· 지퍼를 스스로 열 수 없게 되었으므로 점퍼는 접착테이프로 하고 바지는 앞 열림이 없이 고무줄 넣은 것으로 선택하여 입게 했다.

· 신축성 있는 천(저지 등)이나 한 치수 정도 큼직한 사이즈의 것이 입히기 쉽다.

· 손자(중·고생)의 입지 않는 옷은 색이나 모양도 현대적이고 넉넉해서 입기 쉽고 천도 말짱한 경우가 많으므로 선뜻 이용할 수 있다.

· 바지는 허리나 바지단에 고무를 넣었다. 길이도 조정할 수 있어 대소변이 고여도 밖으로 새지 않는다.

· 가제 잠옷으로 만들었으므로 걸어도 밟히지 않을 뿐만 아니라 튼튼하다. 가제류는 빨아도 금방 마른다.

· 투피스 잠옷은 더러워져도 상하별로 곧 바꿔 입을 수 있으므로 편리하다. 아래 잠옷바지는 뒤가 벌어지도록 입히면 화장실 갈 때 본인도 편하다.

· 겨울 잠옷은 상하 투피스로 되었는데 윗옷에는 솜을 넣어 밤중에 이리저리 돌아다녀도 춥지 않도록 했다.

· 욕창이 생기기 쉬우므로 부드러운 가제 잠옷으로 했다.

· 옷을 갈아입을 때에 소매 길이나 둘레는 큼직한 편이 쉽게 할 수 있다. 다리도 덮을 정도의 길이라면 보온도 만전이다.

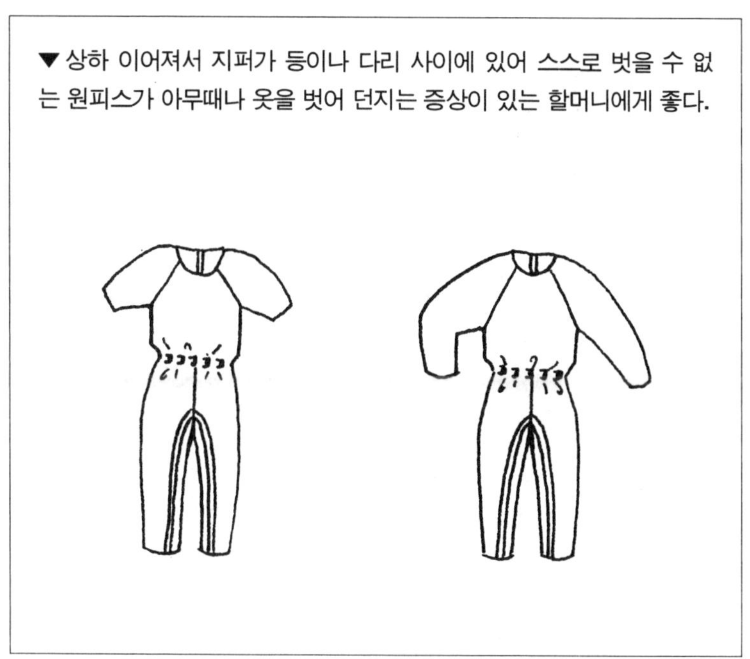
▼상하 이어져서 지퍼가 등이나 다리 사이에 있어 스스로 벗을 수 없는 원피스가 아무때나 옷을 벗어 던지는 증상이 있는 할머니에게 좋다.

· 기저귀를 갈 때 곧 엉덩이로 손을 가져 가기 때문에 소맷부리를 길게 해서 좌우의 소맷부리를 묶어 옷의 앞 중앙에 꿰맨 끈에 그 소맷부리를 고정시켰다.

● 배설에 관한 체험과 대처법

· 화장실에서 나오지 않기 때문에 상황을 보러 갔더니 쓰러져 있었다. 그 이후는 문을 열어 놓고 있는데 아무래도 용변을 보기 어려운 것 같다.

▼ 화장지를 꽂아 두는 대를 철로 된 뚜껑이 있는 것으로 했다. 소리가 나면 곧 가서 깨끗이 뒷처리하였다.

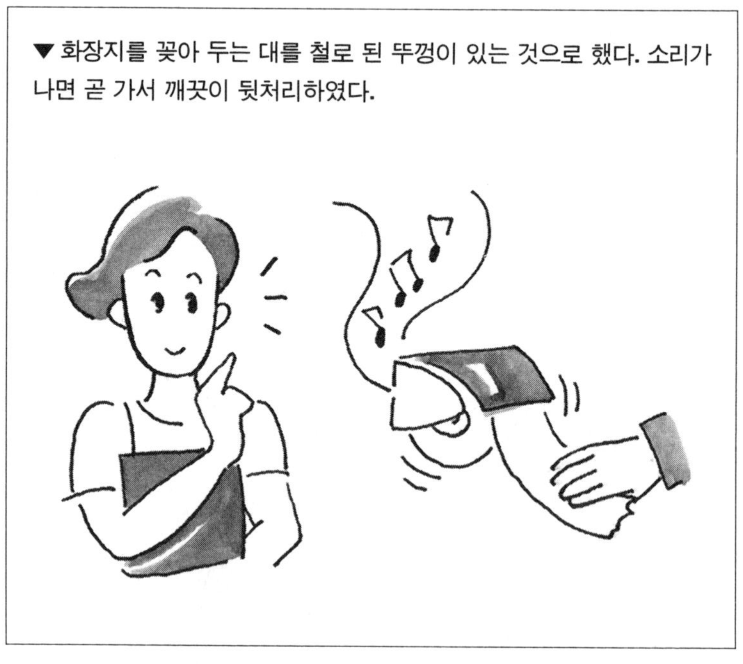

· 화장실 안에서 소란을 피우고 있어서 보러 가면 문 열쇠를 안에서 걸고 나서 열지 못해서 나오지 못하는 것이었다. 겨우 열고 나서 곧 열쇠의 위치를 높여서 손잡이문으로 바꿨다.

· 화장실까지의 통로나 불결해지기 쉬운 장소를 청소가 편한 비닐 카페트로 바꿨다.

▼ 방의 방석은 비닐봉지에 넣어서 커버를 씌웠다. 겉도 커버만 세탁하면 된다.

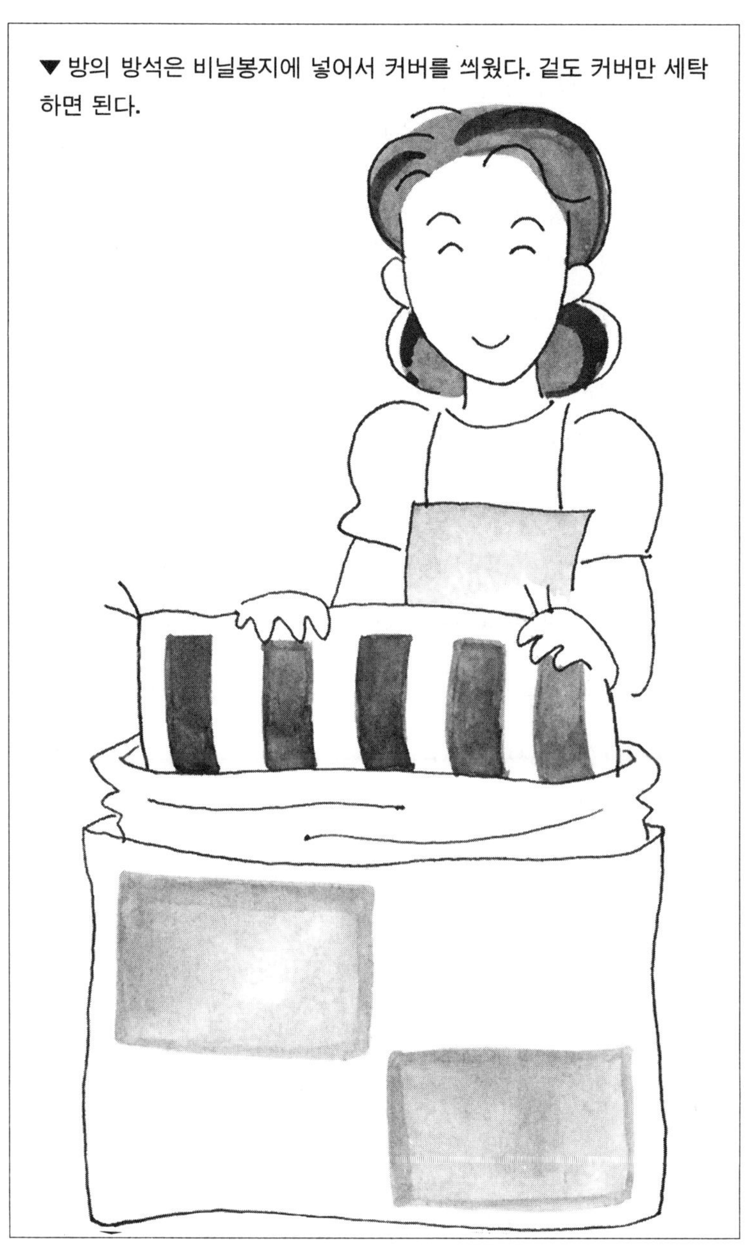

·기저귀를 가능한 한 늦게 채우고 싶었지만 실금(失禁 ; 대소변 행위)의 회수가 많아지고 옷이 젖어도 스스로 모르는 상태가 되었기 때문에 사용하기로 했다.

·낮에는 화장실에 데려 갈 수 있었지만 계절이 겨울로 향할 무렵이었기 때문에 바지를 겹쳐 입게 하는 셈으로 실금용 바지 속에 종이 기저귀를 1장 대어 두었다.

·기저귀를 당장 벗어 버리므로 원피스를 입혔다. 본인의 상태에 따라서도 다르지만 내 경우는 이후의 간호가 쉬워졌다.

·원피스를 싫어해서 힘껏 벗어 버렸다. 기저귀도 벗어 버렸다. 그럴 때 가만히 바라보고 있으면 혼자서 화장실에 가게 되므로 큰 도움이 되었다.

·남성 기저귀를 대는 방법은 가장 밖에 비닐막을 대고 그 안의 2, 3장째는 수분을 흡수할 수 있는 것으로 해서 국부를 감싸도록 하면 실패가 적다.

·자고 있을 때 몸을 옆으로 눕히고 더러운 기저귀를 벗기고 재빨리 새 것을 편다. 이번은 반대 방향으로 해서 새 기저귀 위에 몸을 눕힌다. 목욕타올을 밑에 깔아 두면 매우 편리하다.

·교환 회수는 아침 6시경부터 3시간을 기준으로 마지막은 11시에 갈아 주었다. 대변일 때는 곧 교환했다. 야간에는 기저귀를 두껍게 한다.

·냄새가 배면 좀체로 가시지 않기 때문에 냄새의 근원을

곧 처리하는 것이 상책이라고 생각한다.

· 더러워진 장소는 세제로 여러번 닦고 드라이어나 청소기로 곧 말리면 냄새는 별로 신경 안 써도 된다.

· 신체, 의류, 침구, 실내를 청결히 하고 공기를 교환하는 것이 제일이다.

· 탈취제를 놓아도 별효과가 없었다. 스프레이식 공기정화제가 효과가 좋았다.

· 방향제는 함부로 사용하지 않는 편이 좋다고 생각한다.

• 간호자 자신에 관한 체험과 대처법

· 간호할 때 화가 나면 얼굴이 이상해지는 자신이 싫어서 집 여기 저기에 거울을 놓고 자신의 웃는 얼굴을 비춘 후 간호에 임한다.

· 나한테 말을 걸어 주시는 분과는 적극적으로 인간관계를 만든다. 그 속에서 간호 이외의 세계도 넓어질 것이다.

· 좋은 간호가 상대를 편하게 하는 것이 아니고 자신이 편해지는 방법의 하나라고 생각하면 일반적인 상식과는 달라도 자신을 위한 아이디어가 잇달아 나온다. 잘 되었을 때는 '지금의 나의 승리, 노력의 결과야!' 하면서 소리내어 말하기도 한다. 물론 잘 안 될 때도 많다.

· 간호한 후에 생각하면 즐거웠던 추억이 보다 강하게 남아

있다. 아이들이 '할머니가 집에 있어서 진짜 즐거웠어요'라고 한 말이 최고의 평가였다.

치매 환자를 위해서는 정말로 매우 다양한 고민과 노력이 바쳐지고 있을 것이다. 그렇지만 현실은 이 '평안'에 쓰여진 것의 몇천배, 몇만배의 노력으로 간호하는 사람들이 많다.

그러나 어느 가족이나 조금 전 얘기한 '가족이 거치는 심리적 단계'를 오르락 내리락 하면서 조금씩 간호에 익숙해져 가는 듯이 생각된다.

그래서 이상의 경험에서 '능숙한 간호를 위한 12개의 수칙'을 정리해 보았다.

□ 능숙한 간호를 위한 12개의 수칙

같은 치매 증상이라도 그 이해의 방법, 받아들이는 방법에 따라서 간호자의 부담은 가벼워지기도 하고 무거워지기도 한다. 그 이해의 방법은 앞의 "치매를 잘 이해하기 위한 7대법칙과 1원칙"의 부분에서 얘기했다.

여기에서는 치매 노인의 간호 수칙에 대해서 얘기해 보기로 한다. 치매 노인의 간호로 곤란스럽거나 고민이 있을 때에 이 12개의 수칙을 환기한다면 간호할 때 반드시 큰 도움이 되리라고 확신하고 있다. 그 12개의 수칙은 다음과 같다.

- **수칙 ①** 아는 것이 힘이다. 치매에 대해 잘 알아 둔다.
- **수칙 ②** 명쾌한 결론과 확신이 능숙한 간호를 가져 온다.

- **수칙 ③** 연기를 즐긴다. 능숙한 배우가 된다.
- **수칙 ④** 과거에 집착하지 말고 현재를 인정한다.
- **수칙 ⑤** 너무 지나치게 체력을 소모하는 것은 패배의 지름길.
- **수칙 ⑥** 숨기는 것보다 알리는 것이 승리.
- **수칙 ⑦** 같은 처지의 동료를 만나서 마음을 가볍게 한다.
- **수칙 ⑧** 가끔씩 숨돌릴 시간을 갖는다.
- **수칙 ⑨** 빌리는 손은 많을수록 편하다.
- **수칙 ⑩** 페이스는 맞추는 것이다.
- **수칙 ⑪** 상대의 입장에서 생각한다.
- **수칙 ⑫** 자신의 건강관리에도 주의한다.

위의 12개의 수칙은 치매노인을 간호한 경험이 있거나 현재 간호하고 있는 사람들이 자신들의 체험을 바탕으로 하여 치매를 상담하거나 치료하고 있는 의사들에게 들려 준 내용을 종합한 것으로써 많은 도움이 되리라고 본다.

그럼 수칙 ①에서부터 하나씩 그 의미하는 바를 설명해 가기로 한다.

• 수칙 ① 아는 것이 힘이다. 치매에 대해 잘 알아 둔다

'원피스 잠옷'과 같은 간호용품이나 치매노인의 정신증상이나 문제행동에 대한 대처방법 등을 아는 것이 간호의 부담을 상당히 경감시킨다는 사실은 이미 얘기한 대로이다.

간호에 관한 원칙은 '노인이 형성하고 있는 세계를 이해하고 소중히 아껴 준다. 치매 세계와 현실간의 간격을 느끼게 하지 않도록 하는 것'이다.

예컨대 '배회' 간호의 실례를 소개한다.

K씨의 아버지는 치매 환자였는데 몇번씩이나 '돌아가겠다'는 말을 반복했다. K씨는 생각다 못해서 그 돌아가는 방법을 '이 방에서 저 방으로 건너가기'라는 행위로 대치하여 아버지의 '돌아가고 싶다는 소망'을 충족했다는 것이다.

또 한 가지는 명찰을 옷에 달아도 모두 떼어 버리기 때문에 '이 브로우치는 유행이에요'라며 옷에다 달아 주었더니 좋아해서 모든 옷에 달았다는 사례도 있다.

치매의 습성을 잘 알면 사소한 연구로 상호간에 안심하고 살 수 있다.

• 수칙 ② 명쾌한 결론과 확신이 능숙한 간호를 가져온다

치매 노인의 대부분은 가족이 열심히 돌보면 돌볼수록 치매 증상을 노골적으로 드러낸다. 너무 성실하게 시중들면 정신적·육체적으로 녹초가 되어 버리는데 비해서 치매 증상은 오히려 좋아지지 않는다.

화면도 나오지 않는 TV의 지직거리는 모니터를 보면서 언제까지나 고개를 끄덕이고 손뼉치며 기뻐하고 나중에는 우산을 가져오라고 해서 하는 수 없이 우산을 펴고 둘이서 한참 화면을 본 적도 있다는 사람의 체험담이 그 사실을 증명한다.

또 어떤 사람은 치매에 걸린 어머니가 자신을 도둑이라고 부르며 "집을 나가"라고 소동을 부려서 거스르지 않고 한번 집을 나갔다 돌아와 보니 완전히 잊어버리고 있기도 했다는 체험을 털어 놓았다.

밤중에 문밖의 배회가 시작되었을 때는 뒤를 살짝 따라 갔지만 몇일밤이나 계속되어 간호자가 지쳐 버렸다. 의사의 조언으로 집에서 가만히 기다리기로 했더니 경찰이 신고를 받고 알려 주는 등 종종 경찰서의 도움을 받지만 큰 사고는 없었다는 사례도 있다.

때로는 치매 노인과 같은 관점에서 거스르지 않고 '만약의 경우에는 하는 수 없다'고 명쾌한 결론을 내리고 간호하는 것이 간호를 지속시키는 요령이다.

치매 노인 중에는 겨울과 같은 엄동설한에도 알몸에 가까운 상태로 외출하려 하거나 여름의 햇빛이 강한 시기에 옷을 많이 입고 외출하려는 증상도 있는데 이상하게도 감기에 걸린다거나 병이 나는 일은 좀체로 없다고 한다.

인류 수백만년의 역사의 대부분은 이 정도로 감기에 걸리는 것 같은 약한 상태는 아니었을 것이다. 치매 노인은 정말로 원시 그 자체로 돌아가 있는 것으로 결론짓고 거스르지 않는 것이 중요하다.

• 수칙 ③ 연기를 즐긴다. 능숙한 배우가 된다

85세의 U씨는 의사가 2주일에 1번 왕진하는 날을 낙으로 삼고 있었다고 한다. 치매가 있어서 귀가 멀고 허리가 안 좋기 때문에 대화나 몸의 이동이 부자유스럽지만 여러가지 얘기를 할 수 있었다. 물론 치매 환자 특유의 현실감각 상실에 따른 현실적이지 못한 얘기지만 말이다.

"선생님, 일전에 청와대에 가서 대통령 앞에서 노래를 하고 왔습니다. 감사합니다."

또는 연말 가요 시상식이 가까워지면,

"방송국에 가서 노래하고 오겠다."

라고도 하는데 그 환자는 노래를 좋아해서 의사가 맞장구를 쳐 주면 정말로 젊은 목소리로 노래를 불러 주기도 했다.

그런가 싶으면 '생리가 왔다'고 하거나 '아이가 생긴 것 같은데 어떻게 할까요?'라는 등으로 보통 들으면 말도 안 되는 소리를 하였다.

그러나 그런 얘기를 하는 환자 당사자는 정말로 20세 때로 돌아가 있는 듯이 자못 젊어진 분위기를 풍기고 있었다고 하니 일반적인 상식으로서는 이해하기 어려운 면이 있을 수도 있을 것이다. 그러나 환자의 입장에서 대응하고 응수를 해주는 자세, 그런 연기의 노력이 필요하다.

이런 경우들에서 보이듯이 간호자는 즉흥극의 배우가 된 셈으로 상대의 마음을 머리에 그리면서 능숙하게 얘기를 맞추어 연기할 필요가 있다. 얘기가 거짓말이라도 구애될 필요는 없다.

오히려 연기를 즐기는 정도의 여유를 갖고 있는 편이 현명하다.

• 수칙 ④ 과거에 집착하지 말고 현재를 인정한다

"그 단정하던 어머니가 이렇게 되시다니 믿을 수 없다."

"치매일 리 없다. 오늘은 컨디션이 나쁘거나 저기압이다."

지금까지 세상에서 가장 믿고 따르던 부모에게 이상한 행동이 보이기 시작했을 때 어느 가족이나 판에 박은 듯이 그것이 치매라고는 인정하고 싶어하지 않는다.

그리고 노인의 기묘한 증상에 당황하면서도 지금까지의 이미지에 사로잡혀 원래대로의 사람으로 돌아오게 하기 위해 열심히 가르치거나 설명하거나 야단치고 때리기도 한다.

그러나 대부분의 경우 그것이 허사로 끝난다는 사실은 이미 여러번 얘기한 대로이며 유감스럽게도 원상 회복시키려는 노력은 마이너스의 결과를 가져오는 경우가 대부분이다.

결국 현실을 인정하고 그것을 그대로 받아들이는 수밖에 없다.

달리 표현하면 현실을 인정하지 않음으로써 일부러 간호를 성가신 방향으로 질질 끌고 간다고 말할 수 있을 것이다.

'치매를 잘 이해하기 위한 7대법칙'이나 '간호의 수칙'을 잘 이해하고 더욱이 자신은 '가족이 거치는 심리적 단계'의 어느 단계에 있는지를 생각하면서 능숙한 간호를 계속하기 바란다.

• 수칙 ⑤ 너무 지나치게 체력을 소모하는 것은 패배의 지름길

"시어머니가 치매인 것을 남편 형제들은 내 탓으로 돌렸는데 남편은 한마디도 내 변호를 해 주지 않았다. 이렇게 되면 나 혼자서 간병하여 치매를 치료해 보이겠다."

"조금이라도 곁을 떠나면 어머니는 쓸쓸한 듯이 나를 본다. 모처럼 선생님의 권유인데 이런 어머니를 혼자 남겨두고 여행갈 기분은 내키지 않는다."

어느 가족이나 여러 가지 배경을 가지면서 간호를 계속하고 있다.

'내가 해야 한다', '틀림없이 잘 해 보이겠다', 이런 한결같은 마음이 있기 때문에 힘든 간호도 계속할 수 있는 것이겠지만 노인을 생각하는 나머지 그만 힘을 다 써서 오히려 간호자가 진력이 나버리는 경우가 적지 않다.

치매환자의 가족 중에는 너무도 혼자서 애쓰다 과로로 쓰러져서 급기야는 치매환자와 함께 병원에 실려 가는 사람도 있으며 간호를 하던 배우자가 먼저 사망하는 경우도 상당히 많다고 한다.

거기까지 안 가더라도 너무 지쳐버려서 '더 이상 집에서는 간호할 수 없다'고 노인을 병원이나 시설에 맡기게 되어서는 아무 소용도 없다. 너무 지나치게 체력을 소모하지 않도록 한다.

• 수칙 ⑥ 숨기는 것보다 알리는 것이 승리

"지금까지 어머니의 일을 옆집에 알리고 싶지 않아서 그저 숨겨 왔다. 집안의 수치를 밖으로 드러내고 싶지 않았다. 게다가 그렇게 총명하던 어머니가 치매라는 사실이 이웃에 퍼지면 어머니가 불쌍해지므로……. 그래도 오늘 의사선생님께 얘기할 수 있어서 개운했다."

어떤 딸이 병원의 상담 의사에게 말한 내용이다. 이런 생각을 갖고 있는 간호자가 적지 않을지도 모른다.

그러나 치매는 매우 사회적인 문제이기도 하다. 가족은 물론 이웃의 이해와 원조를 얻을 수 없으면 간호를 계속하기는 힘들다. 고민을 한 사람의 가슴에 담아 두는 것은 간호자는 물론 치매 노인에게도 괴로운 일이다.

고민을 선뜻 털어놓고 모두 함께 생각해 나가는 그런 참된 복지사회를 구축해 나가기 바란다.

'닫으려고 하기 보다는 여는 편이 승리'라고 분명히 말할 수 있도록 하기 위해서.

• 수칙 ⑦ 같은 처지의 동료를 만나서 마음을 가볍게 한다

집안에서 대단히 폭군으로 행사하는 A씨는 항상 대나무 채찍을 들고 부인의 간호 하나하나에 불평하고 말대답이라도 할 것 같으면 채찍을 휘두르는 등 간호를 하던 부인에게 많은 고통을 주었던 사람이었다.

그래도 끝까지 간호한 부인은 A씨가 죽은 후에 의사에게 절실히 다음과 같은 얘기를 했다고 한다.

"이렇게까지라도 노력해 올 수 있던 것은 의사선생님과 여러 간호사들, 특히 B씨의 덕분이었다. 오늘까지 오는 도중에 사실은 몇번이나 죽어 버릴까? 하고도 생각했지만 그 때마다 B씨가 격려를 해줬고 마침내 여기까지 올 수 있었다."

B씨는 간호 베테랑으로 할머니가 99세로 돌아가실 때까지 7, 8년이나 치매 증상을 간호했다는 고참 간호사였다. 동정심이 있고 사람의 마음을 매우 능숙하게 파악하고 거기에 따른 적절한 조언이나 용기를 주는 말을 자주 해줬다는 것이다. 극한 상황 속에서 A씨의 부인은 B씨의 격려를 얼마나 마음 든든하게 생각했을까.

이렇게 마음을 이해하고 서로 용기를 주는 얘기를 할 수 있는 동료를 갖는 것은 간호를 즐겁게 하는 포인트이다.

특히 이웃 사람들과 유대를 돈독히 함으로써 치매 노인에게 예기치 않은 일들이 발생했을 때 선뜻 도움을 부탁할 수 있는 관계를 맺는 것이 중요하다.

• 수칙 ⑧ 가끔씩 숨돌릴 시간을 갖는다

간호를 오래 계속할 수 있는 요령은 가끔 의식적으로 숨을 돌리는 것이다. 치매 노인을 24시간 간호하는 일만큼 긴장을 강요당하는 것은 긴 인생중에서 그렇게 자주 있는 일은 아니다.

아무리 의지가 강한 사람이라도 끝없이 오랜 기간에 미래의 전망도 없이 계속 긴장하고 있을 수 없을 것이다.

'만일 내가 병으로 드러 누우면 어쩌지'라고 생각하는데 이것은 치매 노인을 간호하고 있는 사람의 대부분이 실감하고 있는 불안이 아닐까 싶다.

그렇게 되기 전에 적극적으로 숨을 돌리기를 권한다.

간호가 능숙한 사람이란 기분 전환도 능숙해야 한다. 따라서 치매환자와의 싸움도 한숨 돌리기의 하나일 것이다.

"어머니와의 싸움은 충분히 했다. 하지만 5분간뿐이었으며 그 후 내가 먼저 사과했더니 어머니도 사과했다."

"치매에 걸린 시어머니를 간호하고 있는 같은 처지의 친구와 서로 연락하여 잠깐 동안 함께 산책을 하거나 식사를 하거나 전화로 얘기하거나 했다."

"열심히 간호해도 이해를 받지 못해 슬퍼지면 1박2일 정도로 바닷가로 여행가서 큰 소리로 노래 부르며 스트레스를 해소한다."

이런 간호 체험자들의 사례 증언에서 보이듯이 길고 긴 '전투'에서 살아 남으려면 무엇보다 간호자 자신의 심신이 건강해야 한다. 그러기 위해서는 '숨 돌리기'의 시간이 필요한 것이다.

• 수칙 ⑨ 빌리는 손은 많을수록 편하다

말하면 너무 당연해서 일부러 설명할 필요도 없는 듯한 얘기이다.

그러나 제6조 '숨기는 것보다 알리는 것이 승리'에서도 얘기했듯이 어떤 원조라도(가령 가족의 도움이나 병원 시설 등의 도움이라도) 처음 받는 경우 대부분의 사람은 사양하고 자신의 본성까지 노출되는 것 같아서 꺼려하며 특히 어떤 복지제도나 병원의 시설 등에 위탁하는 것은 불효라고 생각해서 심리적으로도 불편해 한다.

하지만 이래서는 원조하고 싶다는 사람이 있거나 좋은 의료시설이 있어도 간호 부담의 경감으로 이어지지 못한다.

원조의 손을 많이 만듦과 함께 그것을 선뜻 기분좋게 이용할 수 있는 분위기를 만들어 내는 것이 매우 중요해진다.

아무도 도와 주지 않는다고 한탄하기보다는 자신의 주변 사람들을 둘러보고 이용할 수 있는 것은 최대한으로 이용해서 지속성 있는 간호를 할 수 있도록 하는 것이 현명한 선택인 것이다.

• 수칙 ⑩ 페이스는 맞추는 것이다

"야단치면 역효과라는 얘기를 듣고 나서는 분해도 칭찬하거나 천천히 얘기를 해 보거나 했더니 조금 좋아졌다."

"옆을 지나는 손자들을 '늑대다'라고 말하면서 쫓아내려는 듯이 '쉿쉿'하며 막대기로 후려치기 때문에 나도 거스르지 않고 쫓아내거나 뭐든지 동의하기로 하고 있다."

"밤에 '아기가 없어졌다'고 하면서 돌아다니기 때문에 인형을 사 주었더니 안정되었다."

위의 경험담에서 말하고 있듯이 치매환자를 더 잘 간호하기 위해서는 노인의 인격을 인정하면서 아이를 달래듯이 대함으로써 최종적으로는 치매에 따르는 혼란을 피한다는 것이 중요하다. 그것은 또한 상당히 고도의 테크닉이다.

페이스를 맞춘다고 하는 경우 '시간을 들여서 식사하기를 기다린다', '화장실에 몇번이나 출입하는 것을 그대로 놔 둔다', '옷 갈아 입는데 시간이 걸린다', '달래서 목욕시킨다' 등 일상생활 동작에 시간이 걸리는 것을 재촉하지 않고 기다린다는 것이다.

그러나 치매 환자를 간호하는 대부분의 사람들은 '시간이 걸리는 것'을 참을 수 없는 경우보다도 '느린 페이스'에 안달내고 있는 것 같다.

'빨리 하세요', '지금 막 갔잖아요', '적당히 해 두세요' 등등의 말이 습관이 된 것이다. 독촉, 주의, 금지의 말이 잇달아 나온다.

그러면 노인은 '감정잔상의 법칙'으로 점점 더 싫어져서 간호자의 말을 안 듣게 된다.

능숙한 간호란 노인의 페이스를 잘 알고 있어서 능숙하게 맞추고 있는 것이다.

• 수칙 ⑪ 상대의 입장에서 생각한다

이것은 치매에 대응하기 위한 기본적인 이론이다.

간호자는 치매 노인의 입장에 서서 생각하지 않으면 치매를 이해할 수 없고 간호자 주위의 가족이나 친척, 혹은 이웃 사람들은 간호자의 입장에서 보지 않으면 말로 표현하기 힘든 역경을 꿋꿋이 견디고 있는 그 간호자의 입장을 이해할 수 없다.

치매 노인은 '증상의 출현강도에 관한 법칙'에 의해 제3자에게는 비교적 확실한 대응을 하기 때문에 치매 노인을 통해서 간호자의 고뇌를 찾는다는 것은 제3자의 입장으로는 모호한 것이 될 뿐이다.

이런 문제를 해결하기 위해서는 역시 치매 노인을 어린 아이들과 같이 그들의 퇴행적 행동 등을 선뜻 이해하고 받아들여 주는 사회 전체의 분위기 조성이 중요하다.

치매 노인을 성가신 존재로서가 아니라 아이가 된 노인으로서, 이웃이 자신들의 장래에도 있을 법한 존재로서 평정하게 받아들이고 선뜻 얘기를 걸고 손을 끌어 주어야 한다.

그런 인간관계가 형성되는 것이 사회에서 치매환자를 위해 진정으로 해줄 수 있는 일이다.

• 치매 간호자의 고민

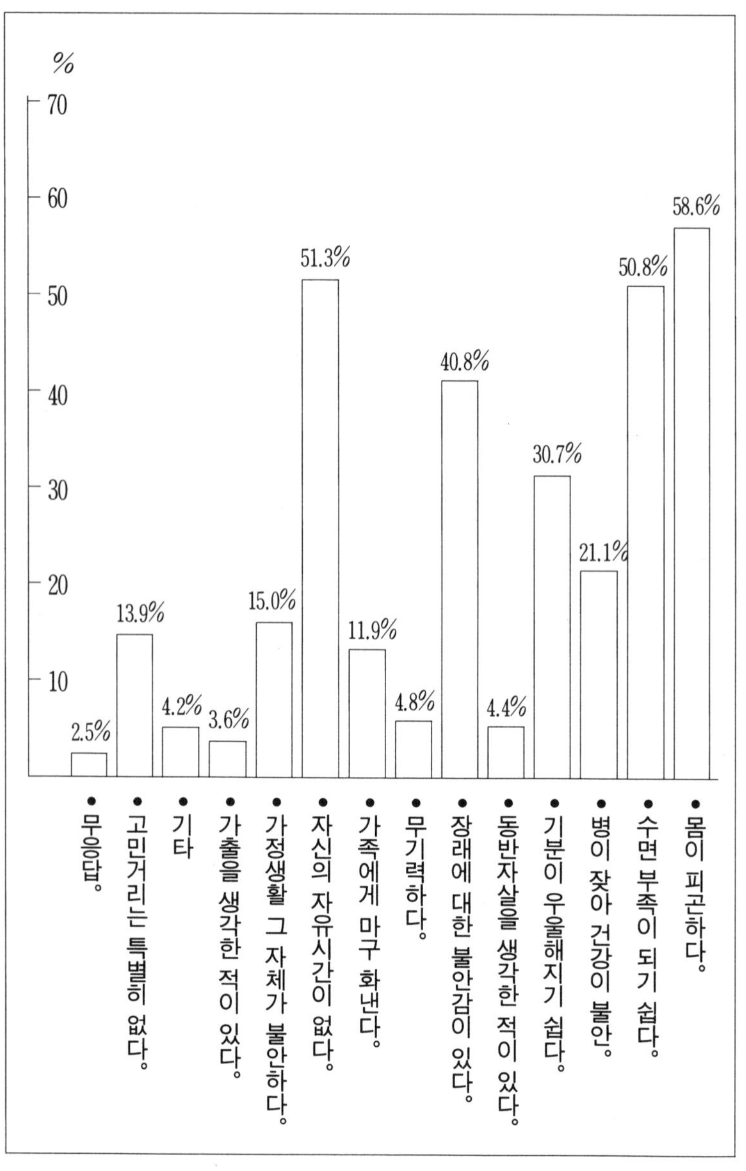
%
70
60
50
40
30
20
10
2.5%
13.9%
4.2%
3.6%
15.0%
51.3%
11.9%
4.8%
40.8%
4.4%
30.7%
21.1%
50.8%
58.6%
• 무응답。
• 고민거리는 특별히 없다。
• 기타
• 가출을 생각한 적이 있다。
• 가정생활 그 자체가 불안하다。
• 자신의 자유시간이 없다。
• 가족에게 마구 화낸다。
• 무기력하다。
• 장래에 대한 불안감이 있다。
• 동반자살을 생각한 적이 있다。
• 기분이 우울해지기 쉽다。
• 병이 잦아 건강이 불안。
• 수면 부족이 되기 쉽다。
• 몸이 피곤하다。

• 수칙 ⑫ 자신의 건강관리에도 주의한다

외국의 어느 지역 정신병원협의회가 치매환자를 간호하는 간호자들의 고민을 취합하여 통계적인 수치로 발표한 것을 보면 '몸이 지친다'와 '자유 시간이 없다'고 대답한 사람이 가장 많다.

거기에 '수면부족, 장래에 대한 불안감, 기분이 우울해진다' 순서로 치매 간호의 어려움을 토로하고 있다.

피로 축적, 수면부족, 과도한 스트레스와 같이 건강을 유지하는 중요한 요소가 3가지나 희생되고 있다.

이래서는 아무리 튼튼한 몸을 갖고 있어도 간호의 기간이 길어지면 길어질수록 차츰 건강을 해치게 될 것이 뻔하다.

간호자의 신체적, 정신적, 사회적(가정적) 건강이 가정에서의 양호한 간호를 지탱한다. 따라서 치매환자를 간호하고 있는 사람은 자기 자신의 건강관리에 만전을 기해야 한다.

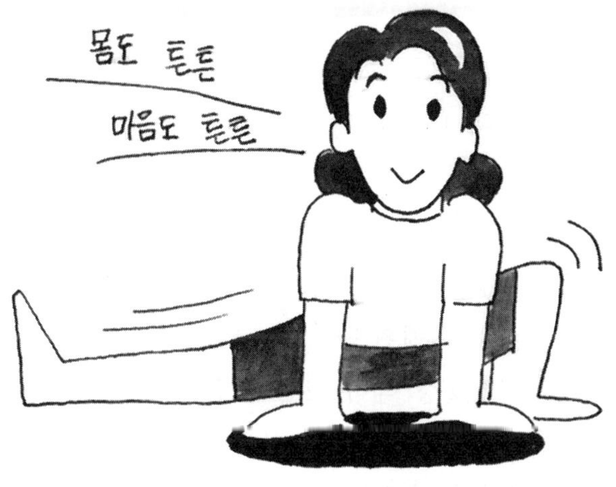

간호 요령 ②

치매(癡呆) 노인을 모시는 가족의 문제점

□ 가장 큰 문제점은 간호자 대리가 없다는 점

수많은 치매 노인과 그런 노인을 간호하는 가족들이 많지만 그들 중에는 증상을 올바로 이해하고, 노인과 마음의 교류를 유지하며 능숙하게 간호를 계속하고 있는 사람이 적잖이 있을 것이다.

그러나 여전히 간호자에게 부담이 너무 커서 과로 때문에 병이 나서 노인과 나란히 입원하는 신세가 된 사람들도 적지 않다.

치매 노인을 모시는 간호자가 가장 어려운 점은 '간호를 대신해 줄 사람이 없다'는 점이다.

다음은 미국의 '치매환자를 둔 사람들의 모임'에서 조사한 통계자료인데 '간호상 특히 곤란한 점'으로써 첫번째가 바로 대리해 줄 간호자를 요구하는 사항이다.

가족중 누군가가 치매에 걸리면 그 간호는 대부분이 아내,

• 간호상 특히 곤란한 점

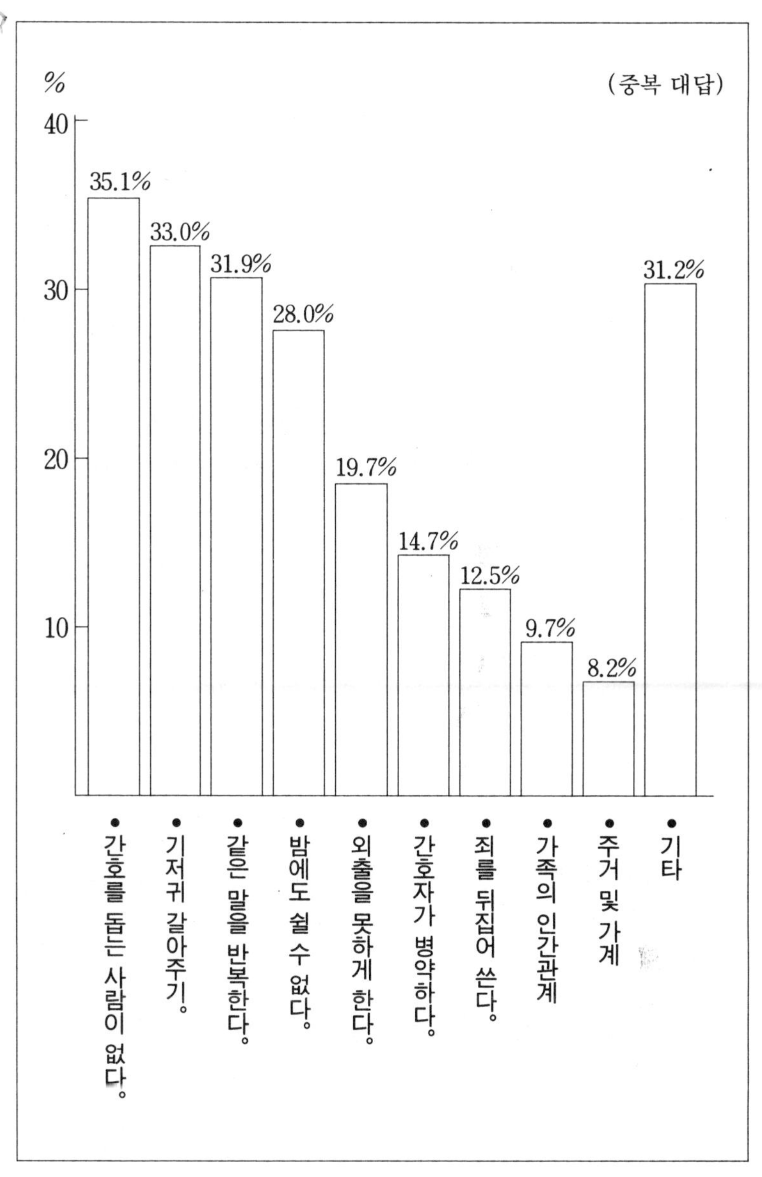

%
(중복 대답)
40
30
20
10
35.1%
33.0%
31.9%
28.0%
19.7%
14.7%
12.5%
9.7%
8.2%
31.2%
• 간호를 돕는 사람이 없다.
• 기저귀 갈아주기.
• 같은 말을 반복한다.
• 밤에도 쉴 수 없다.
• 외출을 못하게 한다.
• 간호자가 병약하다.
• 죄를 뒤집어 쓴다.
• 가족의 인간관계
• 주거 및 가계
• 기타

딸, 며느리라는 여성들이 담당하게 된다. 처음으로 겪게 되는 일인데 외부로부터의 원조는 전무한 상태로 환자와 24시간, 1 대 1로 마주보고 있어야만 한다. 그 고뇌와 어려움은 너무나도 확연하다.

이런 가족이 안고 있는 문제점을 모두 종합한다면 다음의 7가지 점으로 정리할 수 있는 것 같다.

① 간호 그 자체에 필요한 신체적 · 정신적 부담(간호는 체력을 요한다. 24시간 간호, 고령 간호자의 증가, 간호자의 90% 이상이 여성이라는 점은 그것을 뒷받침한다.)

② 지식부족에서 오는 신체적 · 정신적 부담(증상의 이해 방법을 모른다. 간호 방법이나 간호용품도 모른다. 의료적 장치나 도움을 받는 방법을 모른다).

③ 주위의 이해 부족 · 지지부족에서 오는 고립감(간호자의 고생을 이해한다. 지원의 테두리를 넓히도록 돕는다).

④ 당연한 사회생활을 누릴 수 없다는 문제.

⑤ 갑작스런 변화에 대응할 수 있느냐 하는 불안.

⑥ 방 넓이 등의 물리적 조건.

⑦ 자기 부담의 문제로서 경제적 조건.

이들 문제점에 대해서 구체적인 사례를 예로 들어 설명하기로 한다.

□ 간호 그 자체에 필요한 신체적 · 정신적 부담

치매 노인의 간호는 그 실태를 이해하고 그 증상에 대처하는 방법을 이미 배우고 있는 사람들에게 있어서도 매우 고생스러운 것이다.

조금 전의 표에도 있던 '간호상 특히 곤란한 점'에서 알 수 있듯이 '간호를 도울 사람이 없다', '기저귀 시중', '같은 얘기를 몇번이나 묻는다', '밤에 쉴 수 없다' 등등의 간호상의 고충을 간호자 3명 가운데 1명이 체험하고 있다.

치매는 뇌신경세포의 병이므로 초기 단계부터 이상한 행동이 자주 눈에 띈다. 더구나 '도둑맞았다는 망상' 등이 간호자 본인에게 화살이 되어 돌아온 경우는 간호자의 정신적 부담은 참기 어려워진다.

"내가 지갑을 훔쳤다고 시어머니가 난리쳐서 너무 억울했기 때문에 차라리 빨리 돌아가셨으면 좋겠다고 몇번이나 생각했다."

이것은 실제로 치매환자를 간호하고 있는 A씨의 회고담이지만 간호자가 치매 노인의 문제 행동으로 한계의 정신상태에 몰리는 경우가 결코 적지 않다.

또한 치매가 진행되면 밤중의 배회나 야간 섬망(큰 소동을 부린다)이 시작된다. 이렇게 되면 거의 잘 수 없는 밤이 계속되고 옆집에 대한 조심스러움도 더해져서 몸도 마음도 녹초가 되어 버린다.

더욱이 한층 더 치매가 진행하면 이번에는 대소변 실금의 뒷처리, 목욕이나 의복의 착탈, 이동이나 식사 보조 등으로 신체적인 부담이 증가한다.

노인이라도 아이만큼은 가볍지 않은 몸을 저쪽으로 움직이고 이쪽으로 옮기면서 대소변 뒷처리를 하거나 목욕시키거나 옷을 벗기고 갈아 입히기 때문에 이미 결코 젊지 않은 간호자의 손에는 벅찬 부분도 적지 않을 것이다.

그럼 이런 간호 부담을 조금이라도 가볍게 하는 방법은 있을까.

우리나라에선 아직까지 치매환자를 위한 구체적인 복지제도나 의료제도가 발달하지는 않았다. 몇 군데의 병원에서 그런 환자를 위한 특별 병동을 만들고 의료적인 지원을 위해 고심하고 있지만 광범위한 것도 아니고 비용 또한 만만치 않다.

따라서 현재로서는 친척들이나 이웃 사람들에게 최대한의 협조를 받도록 하는 것이 우선적인 과제이다.

다음의 얘기는 가벼운 치매가 나타나고 있는 아버지와 둘이서 살고 있는 어느 아들의 얘기인데 그의 집은 낮에는 노인들의 집합 장소가 되고 있다. 그래서 부친을 혼자 집에 두고 일하러 나가도 무슨 일이 있었을 경우는 곧 직장으로 연락이 오고 아버지도 동년배 노인들이 많이 있어서 안심하고 증상도 안정된다고 한다.

조금 더 증상이 진행한 예로는 K씨의 경우가 있다. K씨는 요통과 저혈압 때문에 오전중에는 자신이 거의 돌볼 수 없다고 한다. 그러나 치매 증세가 심한 자신의 시어머니를 시중들어야 하는 처지에 있었다.

다행히 그녀가 다니던 교회의 부녀회에서 K씨의 딱한 사정을 알고 낮동안에 K씨의 집에 와서 시어머니의 목욕, 옷 갈아입히기, 침실 청소, 욕창 치료 등을 위해 최대한 도움을 준다고 한다.

'먼 친척보다 이웃 사촌'이라는 말을 흔히 하는데 바로 이런 치매 노인의 간호에 딱 들어맞는 말로써 이웃의 이해나 동정을 얻는 것이 치매환자를 간호하는 사람들에게 얼마나 필요한 일인지를 사례를 통해서도 쉽게 알 수 있다.

□ 지식부족에서 오는 신체적 · 정신적 부담

'간호자가 거치는 심리적 단계'의 항에서 얘기했듯이 치매 증상을 이해 못하고 또 대처 방법도 모르기 때문에 큰 혼란에 빠지거나 간호용품이나 간호 방법을 모르기 때문에 힘든 고생을 계속하고 있는 예는 적지 않다.

지금까지 여러번 반복해 왔듯이 간호의 부담은 치매에 대한 이해가 깊어지면 상당히 가벼워진다.

앞에서 언급한 7대법칙과 1원칙은 다만 가족들이 치매 노인의 마음을 이해하고 능숙하게 간호를 계속하도록 하기 위한 하나의 방법론이었다.

치매가 진행해서 가족이 가장 곤란한 것은 변 만지기일 것이다. 이것은 화장실의 위치를 모르게 되어 도중에 배설해 버리거나 대변을 숨기려 해서인지 벽에 바르거나 의복으로 덮거나 신문에 싸서 찬장이나 서랍에 넣어 두거나 때로는 먹어 버리는 형태로 나타난다.

대부분의 일에는 필사적으로 견뎌 온 가족도 이것이 시작되면 예외없이 절망에 빠진다. 기저귀를 금방 벗어 버리는 경우에는 일단 변으로 더러워진 의류나 침구, 가구를 세탁하고 청소하는데 큰 수고와 시간이 걸린다. 또한 언제 기저귀를 갈아줘야 하는지 생각하느라 정신적으로 지쳐 버린다.

T씨도 할머니의 그런 대소변 문제로 곤란을 겪던 사람이었다. 그 할머니가 99세로 돌아가실 때까지 손녀딸인 T씨가 간호를 했다고 한다.

살아 있을 때 그 할머니의 치매증상은 바로 위에서 말한 대변 만지기였다. 그 할머니는 양변기에서 뚜껑을 덮은 채 볼 일을 보기도 했고 기저귀도 싫어 해서 채우면 곧 벗어 버리곤 했다고 한다. 어느 날은 쇼핑에서 돌아와 보니 입주위에 대변이 묻어 있었다.

다음날부터는 T씨가 외출도 삼가하고 할머니를 지켜 보고 있었는데 잠시 눈을 뗀 틈에 변을 만지기 시작했고 기저귀 커버의 끈도 10군데 정도 묶어 뒀지만 능숙하게 풀어 버렸다.

이때 T씨는 '더 이상 집에서 간호할 수 없다'고까지 생각했다고 한다. 그러나 그 무렵, 치매환자를 간호한 경험이 있는 사람에게 '원피스 잠옷'을 귀띔받았고, 당장 실천했다고 한다.

이것은 앞에서 그림으로도 설명하였지만 몸통부가 연결되어 있고 다리 안쪽 부분에 지퍼가 있어서 기저귀 교환이 간단하다.

하지만 다리 안쪽의 지퍼를 여는 방법을 할머니가 몰랐기 때문에 그 잠옷으로 바꾼 후에는 대소변 만지기나 기저귀 벗어 던지는 행동은 막을 수 있었다.

T씨는 그렇게 해서 가장 골치를 썩이던 문제를 해결했으며

그 소감을 이렇게 설명하고 있다.

"눌려 으깨어지듯이 나에게 달라붙어 있던 짐이 훽 날아간 것 같은 기분이다. 이 잠옷만 있으면 할머니를 끝까지 간호할 수도 있을 것이다."

이렇게 간호로 막다른 골목에 부딪쳐도 그것을 해소하는 용품을 연구하고 알게 된다면 한걸음 더 앞으로 내딛을 수 있다.

□ 주위의 이해부족 · 지지부족에서 오는 고립감

간호자에게 있어서 제일 큰 고통이 뭔가 하면 그것은 '아무도 간호를 대신해 주지 않는다'고 하는 현실이다. 가령 누군가가,

"간호가 힘들죠, 할 수 있는 일은 도와줄테니까 거리낌없이 말해 주세요."

라는 말만 건넸다고 해도 간호하는 사람의 마음은 정말로 큰 격려를 받는 것과 같다.

그런데 현실은 다음의 문장과 같다.

"형제들에게 고민을 얘기했으나 위로는 커녕 괜히 생색만 낸다고 비난을 당한다."

"친척에게는 이 현상을 호소해도 좀체로 이해해 주지 않아 실망하는 경우가 있다. 직면하고 있는 간호자가 얼마나 힘든 나날을 보내고 있는지는 조금도 모르고 비난의 대상조차 되어 버렸다."

"어쨌든 할머니의 시중은 내가 드는 것으로 암암리에 당연

한 듯이 여기고 있는 사람들을 생각할 때 쓸쓸해져 버린다.”

이런 심경으로 있는 치매환자의 간호자들을 위해 우리나라도 ‘치매노인이나 그 가족을 위한 모임’과 같은 어떤 교류단체 등이 형성되어 상호간에 구체적인 도움을 주고 받는 것이 바람직하다고 생각된다.

어쨌든 구성원 한사람 한사람이 ‘자신이 치매 노인이나 가족의 입장이었다면 어떻게 느끼고 무엇을 바랄까’라고 자연히 생각할 수 있는 것 같은 사회 분위기가 형성되는 것이야말로 간호하고 있는 당사자들에게는 가장 환영할 만한 일이 아닌가 싶다.

□ 당연한 사회생활을 할 수 없다는 문제

치매 노인의 간호를 시작하면 남과 같은 생활이 점점 더 어려워진다.

특히 24시간 대기 간호의 상태가 되면 ‘잠깐 누워서 선잠을 자고 싶다, 때로는 천천히 쇼핑하고 싶다, 1주일에 반나절 정도는 모두 잊고 좋아하는 일을 하고 싶다, 1년에 1번 정도는 가족끼리만 여행을 떠나고 싶다’라는 사소한 바램조차 생각대로 되지 않게 된다.

당연한 사회생활을 보낼 수 없게 되어 버린다.

이런 경우에 대해 다음에 소개하는 E씨의 사례는 도움이 될 것이다.

E씨는 결혼하고 얼마 안 있어 시어머니가 뇌졸중으로 쓰러

져서 치매가 나타난 채 20수년간 간호를 계속해 왔다. 당시는 물론 치매에 대한 이해도 없었으며 그것을 병으로 인식조차 하고 있지 않을 때였다. 따라서 혼자서 모든 것을 감당할 수 밖에 없었다.

"그렇다고 해도 용케 그렇게 오랫동안 혼자서 버터 오셨네요?"

라고 사람들이 궁금해 하자,

"나는 매주 1번만 동네 부녀회에 나가서 스트레스를 해소하였다. 그리고 실컷 즐기고 그동안은 간호에 대해 아무 생각하지 않고 하루를 소일했다. 돌아와 보면 집안은 엉망진창이 되어 있었지만 나도 실컷 즐기고 왔으니까 시어머니에게는 한마디도 불평하지 않았다."

시어머니를 생각하지 않는 시간을 1주일에 1번 가질 수 있었기에 끝까지 버티었다는 얘기인데 치매의 간호란 바로 그런 마음을 지니고 임하는 것이 옳은 것이 아닌가 한다.

□ 갑작스런 사건이나 위급시의 대응 문제

치매 노인은 동시에 대개 다른 병을 갖고 있다. 고혈압증, 뇌혈관장애, 위 · 십이지장궤양, 폐결핵, 당뇨병……은 고령자가 자주 겪게 되는 5대 질환이라고 하는데 이런 병이 언제 발병할지 모른다.

'만일 간호하고 있는 내가 쓰러져 버리면 우리집은 어떻게 될까.'

'발열해도 나 혼자서는 병원에 데려갈 수 없다. 왕진해 주는 선생님이 있으면 좋을텐데…….'

치매 노인을 모시고 있는 가정에서는 항상 이런 불안에 처해 있다. 특히 의료면에서의 불안은 커서 치매 노인의 재택 케어를 가능케 하기 위해서는 왕진이나 방문간호의 24시간 시스템이 시행되는 것이 꼭 필요해진다.

치매 환자와 관련을 맺고 있는 병원에는 매일 아침 다양한 내용의 전화가 걸려 온다고 한다.

"열이 났다."

"코로 넣은 튜브가 빠져 버렸다."

"갑자기 용태가 이상해졌다."

"현기증이 난다."

"폐렴 진단을 받아 입원해야 하는데 어쩌면 좋을까요."

"친척집에 안 좋은 일이 있어서 3일쯤 돌아오지 못한다. 하지만 간호를 대신해 줄 사람이 없다."

이런 하소연, 상담이 들어 오지만 24시간 방문간호나 왕진 시스템이 없기 때문에 치매 환자를 보호하고 있는 가족들은 스스로 모든 문제를 해결하게 된다.

부랴부랴 택시를 타거나 차를 몰아 야간응급실을 두드리거나 119에 신고를 하여 도움을 받거나…….

□ 방 넓이 등의 물리적 조건

자리를 보전하고 있는 노인이 한 명 있으면 항상 방 하나가 필요해진다. 이것은 도시의 안 좋은 주택사정을 생각하면 앞으로도 꽤 심각하게 고려해야 할 문제점의 하나이다.

실제로 방 수가 모자라서 가까운 곳의 방을 빌려 부모를 떠맡거나 동거하는 부모의 거실을 확보하기 위해서 이사를 한 케이스도 적지 않게 있을 것이다.

그렇지만 적당한 집이 없기 때문에 재택 치료를 단념하고 병원을 찾아서 입원시키는 경우가 많다고 한다.

또한 우리나라의 거의 모든 시설물이나 빌딩 등은 정상인 중심으로 설계되어 있으므로 지체부자유자 등이 휠체어를 사용해서 자유롭게 돌아다닐 수 있는 구조로는 되어 있지 않다.

이 점도 앞으로 고령화 사회에서 증가할 치매환자를 위해 생각해 봐야 할 문제 중의 하나일 것으로 여겨진다.

□ 간호에 드는 비용으로서 경제적인 부담의 문제

치매 노인과 그 간호자에 대해서 일상적인 가계비 이외에 어느 정도의 비용이 드느냐는 중대한 문제이다. 다음 3가지의 측면에서 검토할 필요가 있다.

① 직접적인 간호비용

간호에 필요한 각종 경비로 일반적인 병원 진료비 외에 환자용 이불이나 종이 기저귀 등의 간호용품, 기기 및 자택을 개조하기 위한 비용 등이 포함된다.

② 간호자의 수입과 지출에 직접 관계하는 비용

간호자가 간호를 위해 일을 그만두었을 경우의 수입의 감소와 간호를 위한 교통비 등이 포함된다.

③ 치매환자 본인의 수입감소 문제

본인이 치매에 걸려 버렸기 때문에 수입이 없어져서 가계가 본인에게 의존하고 있었을 경우는 그 사정은 심각하다.

이런 문제는 개인적인 문제로서 방치되어야 할 것이 아니라 사회보장의 문제로서 대책이 강구되어야 할 사항이라고 여겨진다.

장수사회가 본격화됨에 따라서 노후의 보호와 요양, 치료 등은 가까운 장래에 사회의 큰 이슈로 떠오를 것이다. 그러나 이것은 가족의 문제라고 하기보다 사회적 시스템의 문제로서 연구되어야 하며 그런 인식이 있어야만 치매환자들을 간호하는 가족들의 경제적 부담 또한 경감될 것이다.

□ 가족의 입장을 이해하기 위한 주의점

치매 노인의 간호를 하는 경우 중요한 점은 친척이나 이웃 사람들의 이해와 동정은 빼놓을 수 없는 요소로서 존재한다는 사실은 이미 몇번이나 얘기해 왔다.

그럼 가족의 입장을 이해하고 원조하려는 경우에 이해해 두어야 할 점은 무엇일까. 그것을 다음 5가지 점으로 정리해 본다.

① 가족을 지탱하는 것이야말로 노인의 치매 증상을 개선하게 한다.

② 언젠가는 우리들 한사람 한사람이 늦건 빠르건 치매 노

인이나 그 간호자가 될지도 모른다는 점, 따라서 세상은 상부상조해야 한다.

③ 가족에 의한 간호가 쉽게 이루어지는 세계는 결국 누구나가 살기 쉬운 세계라는 점이다.

④ 치매의 혼란은 간호자가 '노인이라는 거울'에 자신의 마음을 비치고 있는 것과 같다.

⑤ 많은 가족은 여러 가지의 문제를 항상 갖고 있다. 어느 시점에서 가장 심각한 문제점이 하나라도 해결되면 간호에 자신을 가질 수 있게 되어 능숙한 간호가 가능해진다.

즉 가족을 지탱하는 원조의 테두리가 생겨서 적절한 원조를 받을 수 있으면 가족에 의해서도 멋진 재택 치료를 할 수 있게 된다.

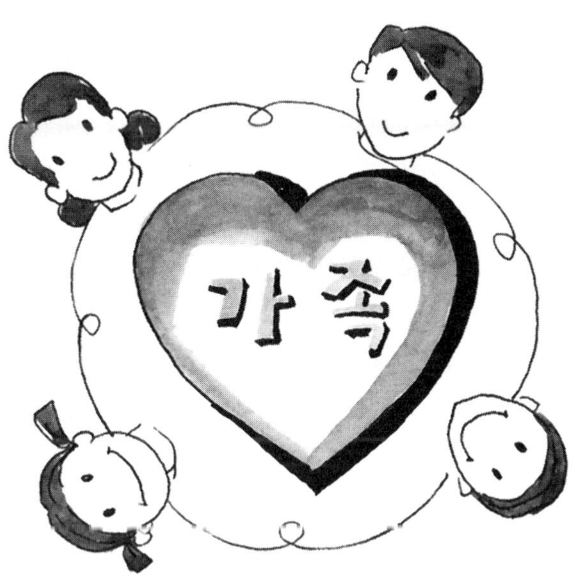

간호 요령 ③

치매를 예방하기 위해서

□ 치매를 예방하기 위해서

치매는 여러군데에서 말했듯이 '노화'의 궁극적인 모습이다. 죽음에 대한 공포를 미연에 막는다는 자연의 섭리이기도 하다.

따라서 만약 치매를 멈추는 약이 생겼다고 하면 죽음 직전까지 의식만은 확실한데 몸만 서서히 움직이지 않게 됨으로써 오히려 무섭고 괴로운 상태로 노인을 몰아넣게 될 것이다.

아직도 치매를 치료하는 약이 없다는 사실은 생각하기에 따라서는 기쁜 일일지도 모른다. 같은 의미에서 치매를 예방하는 확실한 수단도 없다.

그러나 좀더 젊은 시절부터 몸의 노화에 주의해서 나이에 맞게 혹은 나이보다 훨씬 젊게 몸의 상태를 유지할 수 없는 것은 아니다.

약으로 다시 젊어질 수는 없지만 규칙적인 생활습관을 유지함으로써 늙는 것을 어느 정도는 방지할 수 있다.

□ 평균 수명을 연장하기 위한 7가지의 생활습관

이 사항에 대해서는 영국에서 두 사람의 의학자가 남기고 있는 데이타가 있다.

두 사람이란 N. B. 페록과 L. 브레슬로로 그들이 5년 반에 걸쳐 7000명을 대상으로 조사한 결과 45세의 연령에서 다음의 7항목을 생활습관으로 지켰을 때와 지키지 않았을 때 그 이후의 평균 수명에 차이가 있다는 사실을 알게 되었다.

그 7항목을 열거해 본다.

① 3끼 식사를 정확한 시간대에 먹고 간식은 일절 하지 않을 것.

② 아침 식사는 반드시 매일 먹을 것.

③ 운동을 적당히 1주에 2, 3번은 계속할 것.

④ 수면은 매일밤 7~8시간을 취할 것.

⑤ 담배는 피우지 말 것.

⑥ 술은 마시지 말거나 마셔도 적당한 선에서 멈출 수 있을 것.

⑦ 적당한 체중을 유지할 것.

그것으로 평균 수명에 어느 정도의 차이가 생기느냐 하면 7항목 중 6항목 이상을 지키고 있는 사람은 조사를 시작한 45세로부터 평균 수명 33.1년을 더 살았다.

그에 비해 같은 연령이라도 3항목밖에 지키지 않은 사람의 평균 수명은 45세로부터 31.6년이었다.

즉 이 7가지의 생활습관을 지키고 있느냐 아니냐에 따라 평균 수명이 약 1.5년의 차이가 생기고 있음이 통계적으로 분명해진 셈이 된다.

규칙적인 생활은 젊음을 유지하고 장수를 하기 위해서 빼놓아서는 안 되는 요소의 하나가 되고 있다.

□ 뇌혈관장애에 걸리지 않도록 한다

치매의 절반 가량은 혈관성 치매라는 얘기를 이미 했다. 사실은 앞의 7항목은 이 혈관성 치매를 예방하는 전 단계, 뇌혈관장애 더 나아가서는 동맥경화증을 예방하기 위해 효과가 있는 방법이다.

'사람은 혈관부터 늙는다'고 하는데 옛날에는 '성인병'이었던 동맥경화증이 현재는 이미 국민학교 저학년때에도 나타나는 사례가 있다.

그 원인은 고칼로리식, 운동부족, 시험 등의 스트레스 증가를 들 수 있는데 어쨌든 비만아나 말라 있어도 지방 과다의 운동부족 아이들의 증가는 장래 '예비 치매환자'를 양성하고 있는 셈이다.

'연령 이상으로 늙지 않기' 위해서는 혈관을 소중히 여길 필요가 있다.

그러기 위해서는 동맥경화의 최대원인인 고혈압증이나 당뇨병, 고지혈증(콜레스테롤이나 중성지방의 혈중농도가 높아진 상태) 등의 예방을 위해 식사를 할 때는 염분의 섭취를 줄이도록 해야 하겠다.

식물성 기름을 써야 하며 철분, 칼슘 등의 미네랄성분을 골고루 섭취하도록 하고 녹황색 야채를 식탁에 빼 놓지 않는 것이 필요하다.

케익이나 아이스크림, 청량음료수 등을 많이 먹고 마시는 사람은 '자신은 빨리 치매에 걸려도 상관없다'고 각오한 후에 먹거나 마셔야 할 것이다.

음주나 끽연도 스트레스 해소책으로써 즐기는 정도로 하고 가능한 한 억제하는 편이 예방의 차원에서 좋다. 폭탄주를 잘 마시거나 골초라고 불리워지는 것은 혈관을 젊게 유지하기를 포기한 것과 다름없다.

□ 운동부족으로 일어나는 각종의 성인병

성인병의 70%는 운동부족에서 일어난다고 한다. 중년이 되면 하루에 한 번 정도 운동을 하도록 유의한다.

운동 기준은 숨이 차고 쌀쌀한 날씨에라도 이마에 가볍게 땀이 흐르는 정도일 것이다.

'걷기'라면 약간 빠른 걸음으로 하되 보통은 40대의 경우 하루에 8km, 50대는 6km, 60대는 3~4km, 70대는 2~3km 정도 걸으면 충분하다고 한다.

고혈압이 있거나 심장에 이상이 있는 사람이라도 걷기로 증상이 개선되는 경우는 적지 않다

단, 필요 이상으로 무리하는 것은 오히려 역효과로 가벼운

현기증이나 흉통을 느꼈을 경우는 잠시 길가에서 쉬며 동계(動悸)가 가라앉은 후 다시 출발하도록 한다.

운동은 식사나 수면과 마찬가지로 매일 조금씩이라도 계속하는 것이 중요하다.

가령 '주 1회의 골프보다 매일 전철역까지 10분 정도 걷는 것'이 건강에는 훨씬 플러스가 되는 사실을 기억해 둔다.

'걷기'는 운동중에서도 가장 자연스런 움직임의 하나인데 걷기는 온몸의 혈행을 촉진하고 뇌의 활동을 활발하게 하며 근육의 작용을 돕고 나쁜 콜레스테롤을 좋은 콜레스테롤로 바꿔 주는 효과가 있다.

따라서 이것은 건강한 사람의 뇌혈관성 장애를 예방할 뿐 아니라 뇌졸중이나 협심증 등으로 쓰러진 사람의 증상 완화와 회복을 위한 방법으로써 가장 좋은 것이다.

그런 점에서 생각하면 치매 방지의 제일의 지름길은 매일 정해 놓고 20~30분 가량 걷는 것일지도 모른다.

□ 취미나 즐거움을 늘려 밝은 기분으로 생활한다

뇌의 신경세포는 노화로 하루에 약 10만개가 끊겨 간다는데 원래 그 세포는 하나 하나에서 100~200개의 수상돌기가 나와 있어 이것이 크게 뻗어 서로 얽혀서 연락로를 만들고 있는 것이다.

신경세포가 무용지물이 되어도 이 연락로가 있으면 어느 정도 기억력의 저하를 막을 수 있다고 한다.

신경세포는 노화로 줄어들지만 반대로 수상돌기 쪽은 증가해 간다.

그러나 증가시키기 위해서는 보통 머리를 쓰는 생활, 즉 적극적으로 모든 일에 흥미를 갖거나 무언가를 열심히 외우거나 신경쓰는 것이 필요하다.

머리를 쓰지 않으면 언제까지나 수상돌기는 퍼지지 않을 것이고 또 한편에선 반대로 뇌의 신경세포는 감소해 가기 때문에 점점 치매에 가까운 상태가 되어 간다.

따라서 가령 정년퇴직하거나 본업에서 은퇴했다고 해서 집에서 하루종일 멍하니 있는 일이 계속되면 점점 더 건망증이 심해져서 새로운 일은 따라 갈 수 없게 되어 세상의 흐름으로부터 동떨어진 사람이 되어 간다.

그 결과 기분이 우울해지거나 기력이 없어지거나 해서 오히려 늙기 쉽다.

퇴직이나 은퇴를 기회로 지금까지 일에 방해받아서 할 수 없었던 즐거움이나 취미에 마음껏 전력을 기울여 보는 것이 필요하다.

그리고 가까이에 동호인모임이나 지역의 봉사단체 등이 있으면 적극적으로 참가하기를 권한다. 취미 모임이나 학원, 봉사단체에 참가함으로써 세상을 보는 안목이 넓어지고 여러 가지 지적 자극을 받음으로써 수상돌기의 발육을 촉진할 수 있기 때문이다.

□ 가족 · 이웃 · 사회와의 인간관계를 평소부터 원활하게 가꾼다

우리나라도 공업화의 70년대를 지나서 이제 선진국에 진입하려는 90년대 후반에 이르러서 예전의 '이웃사촌'이라는 말이 실감나지 않게 되어 가고 있다.

같은 아파트에 살면서도 몇년이 지나도록 얼굴조차 모르고 지내는 사람들이 많다.

그러나 21세기를 눈앞에 둔 요즘은 본격적인 고령화사회를 대비하기 위해 많은 대비책이 강구되고 있는 바, 그 중의 하나가 바로 '가까운 타인' 만들기가 아닐까 싶다.

즉 '이웃사촌'은 인간관계가 삭막해지는 선진 공업사회일수록 필요해진다는 얘기이다.

치매 증상이 심해진 사람들을 보면 다른 사람과의 유대가 적은 사람이 많은 것 같다. 그런데 치매 노인의 증상이 진행하면 이웃에게 폐를 끼치게 됨은 물론이려니와 간호하는 사람도 주변 사람들의 도움을 얻지 않으면 충분한 일을 할 수 없게 되는 경우도 적지 않다.

따라서 치매환자 본인이나 간호자 모두 사람들과의 유대를 젊은 시절부터 노력해서 길러 둬야 한다. 예컨데 동네 부녀회나 지역의 종교모임 등에 적극적으로 참가함으로써 이웃 사람들과의 친밀한 관계를 유지해 두는 것이 중요하다.

그렇게 함으로써 서로 도울 수 있으며 누구나가 살기 좋은 환경을 만드는 것이 가장 기본적인 치매 대책이 된다고 생각한다.

□ 정기적으로 건강진단을 받는다

성인병이라는 동맥경화증, 고혈압증, 고지혈증(高脂血症), 협심증, 당뇨병 등은 거의 자각증상이 없어 얼마간의 이상을 느끼고 나서 당황하여 의사에게 다녀도 이미 되돌이킬 수 없는 상태로까지 병이 진행하고 있는 경우가 적지 않다.

그 때문에 성인병을 미연에 예방하기 위해서는 비만에 주의할 것, 과도한 스트레스에 주의할 것과 아울러 40세를 지났을 경우는 1년에 1번은 성인병 검진을 받아 항상 성인병 체크를 게을리 하지 않는 것이 필요하다.

성인병은 조기에 발견해서 치료를 시작하면 가령 암이라도 절대 무서운 병은 아니다. 문제는 검진에 항상 참가하고 있는 사람이 아니라 좀체로 참가하고 싶어하지 않는 사람이 적지 않다는 점이다.

'상태가 안 좋아지면 좋은 선생님한테 가면 치료되겠지' 정도로 생각하고 있다고 한다면 이것은 큰 잘못이다. 성인병이나 치매를 치료할 수 있는 의사는 세계 어디에도 없다.

아직 아무것도 못 느끼는 사이에 검진에서 '성인병이다'라고 판정받으면 축하해야 할 것이다. 치료 가능성이 높기 때문이다. 앞으로의 장수시대는 건강진단이 승부의 갈림길이다.

□ 자리보전 상태가 되지 않도록 한다

가령 뇌졸중으로 쓰러졌을 경우라도 가능한 한 빨리 적절한 치료와 요양을 하는 것이 중요하다. 이것은 자리를 보전하고 누워 있지 않기 위해서인데 자리보전 상태가 되어 치매가 나타난 예는 적지 않다.

그 중에는 뇌의 신경세포와는 관계없이 다리뼈를 부러뜨려서 움직일 수 없게 된 데에서 치매가 나타나거나 중증의 심장병 때문에 침대에서 일어날 수 없게 되어 치매가 나타난 예도 있다.

'자리보전 상태'가 되는 것은 간호의 불충분함과 함께 환자 본인의 '일어나려는 의지'가 부족하기 때문인 경우가 많으므로 다소의 병이나 증상은 적절한 치료를 받으면서 다시 한번 자력으로 사회복귀를 하려고 하는 의지가 필요하다.

그리고 이 의지야말로 뇌졸중 등의 손상을 받아도 치매로부터 몸을 지키는 최후의 요새가 된다.

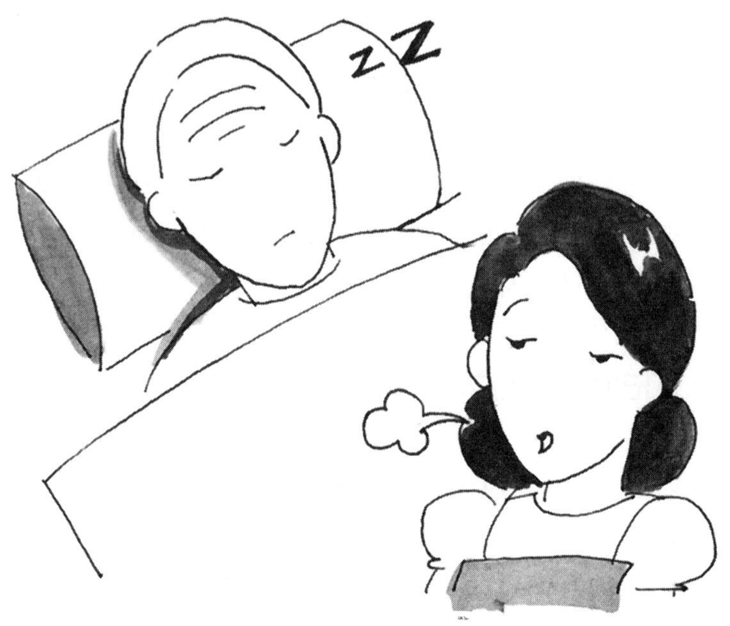

제 4 장

치매(痴呆)는 사회적 배려가 중요

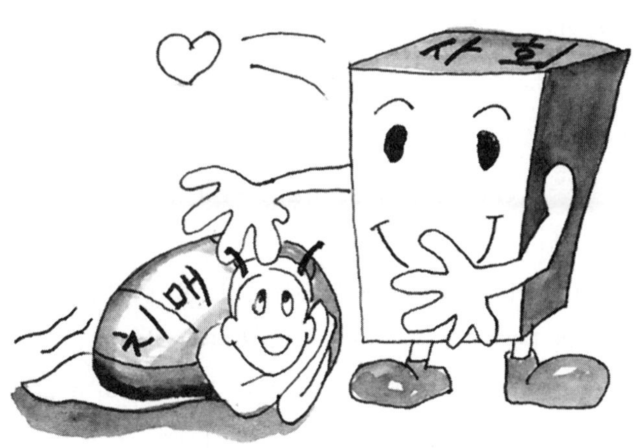

치매와 사회 ①

풍요로운 노후를 위하여

□ 수명이 연장되었다는 사실이 의미하는 것

지금까지는 현실적인 문제로 다뤄지지 않던 치매문제가 최근 들어와 심각한 문제로 다뤄지게 된 원인의 하나에 우리들 한국인의 평균 수명의 급속한 연장을 들 수 있다.

치매의 출현률은 연령이 높아짐에 따라서 확실히 높아져 간다고 하는데 외국의 어느 학회지에 보고된 바에 따르면 80세부터 85세 사이에서는 7~8명 중의 1명, 85세 이상이 되면 무려 4명 중의 1명이 치매 증상을 나타낸다는 것이다.

그렇기 때문에 치매문제는 결코 다른 사람의 일이 아니고 우리들 한 사람 한사람의 구체적인 문제라는 사실을 잘 알 수 있다.

□ 가정에서의 간호가 어려워진다

치매 문제가 크게 거론되게 된 또 하나의 배경으로서는 도시화의 진전에 따라 가정에서의 간호력이 저하된 점을 생각할 수 있다.

현대사회는 도시화로 인해 생산력의 향상이나 정보의 집중 등을 가능케 해왔다. 그로 인해 물질이 풍부해지고 생활이 편리해졌다. 그러나 한편으로 핵가족화를 촉진해서 고령자만·살고 있는 세대수를 증가하게 만들었다.

특히 혼자 살고 있는 할머니들, 즉 독신으로 살고 있는 여성 인구는 점점 증가하고 있는 추세라고 한다. 부모나 남편을 간호해 온 여성이 혼자 남은 채 불안한 노후를 보내게 될 것은 뻔한 이치이다.

물론 남성 고령자이면서 혼자 된 사람들도 같은 문제를 안고 있다.

독신이나 고령자 세대는 가령 현재는 자립 생활이 가능해도 질병이나 사고 등 어떤 문제가 발생하면 순식간에 생활원조·간호원조가 필요해지는 사람들이다.

가족에 의한 원조를 즉시 구할 수 없는 경우가 많은 것도 특징의 하나로 들 수 있다.

어쨌든 개개 가족에게 간호의 부담을 모두 지게 할 수 없게 될 것이다. 사회전체가 노인의 간호 책임을 지고 거기에 가족도 참가한다는 사회적 보호시스템이 기본이 되어야 한다는 사고방식이 중요해질 것이다.

□ 지역적으로 해결되어야 할 노인 복지문제

"치매가 있어도, 자리보전하고 누워 있어도 익숙해진 환경에서 생활을 계속할 수 있는 사회는 실현할 수 없습니까? 어떤 한사람의 간호자에게만 부담이 가는 치료와 요양은 지양되어야 하지 않습니까?"

이 질문에 한마디로 대답하기는 어려울 것이다. 그러나 우리나라도 거의 눈에 띄지는 않지만 점점 치매에 대한 이해와 관심의 폭이 커지고 있으므로 치매환자를 간호하기 쉬운 상황으로 발전해 갈 것이라고 확신하고 있다.

어느 가족에게 있어서나 치매 노인의 간호는 처음으로 겪게 되는 일이기 때문에 당황하게 되고 힘에 겨울 수밖에 없다. 그렇다고 해도 사회적인 복지제도가 있는 것도 아니어서 속으로만 끙끙거리면서 모든 것을 감당할 수밖에 없다.

이제 우리나라에서도 서양의 선진국들이나 일본의 사회적 의료시스템과 같이 보다 조직적이고 합리적인 사회지원책이 있어야 할 것이다.

그런 의미에서 우리나라와 가까운 곳에 있는 일본에서는 치매환자들을 위해 어떤 '사회적인 의료지원시스템'을 갖추고 있는지, 그 조직과 활동 내용에 대해 간략하게 소개하고자 한다.

일본의 경우, 70년대 초반에만 해도 현재 우리나라의 사정과 같이 치매상담창구나 사회적인 지원 또한 전혀 없었다고 한다.

그러던 것이 약 5~6년이 지나면서(1970년대 후반쯤) 전국 각지에 '치매환자들의 가족모임'이라는 소규모 단체들의 지부가 결성되었으며 매스컴에서도 이런 문제를 대대적으로 보도함으로써 사회적인 관심도 서서히 증가했다고 한다.

그런 모임이 결성된 지, 5년쯤 후에는 일본의 후생성 내에

'치매성 노인대책 추진본부'가 설치되어 종합적인 대책의 검토가 이루어지고 또한 치매 상담이나 쇼트스테이, 데이 서비스, 장기 입원시설 등이 정비되기 시작했지만 부분적이고 본부 참여 병원도 충분히 이용할 수 있는 상황은 아니었다.

현재 일본에서는 '재택복귀 3기둥'이라고 불리는 홈헬퍼, 데이 서비스 및 쇼트 스테이가 자치체에 의해 정비되어 이전보다 많은 가족이 이런 제도를 이용해서 간호 부담을 가볍게 하고 있다고 한다.

또한 국가적으로는 '고령자 보건복지촉진 10개년 전략'을 책정하고 2000년까지 재택복지 서비스를 비약적으로 높일 것을 주장하고 있다는 것이다. 아울러서 지역 사람들이나 가족의 모임이 중심이 되어 치매 노인을 위한 데이 서비스가 자주적으로 운영되게 되었다고 한다.

이상은 일본의 치매환자를 위한 사회복지대책을 알아 본 것이다.

그러나 우리나라도 그런 실증적 사례들을 참고하여 점차적으로 증가하는 치매환자 경우와 같이 심신이 부자연스런 고령인구가 노후생활을 하는데 어떻게 하면 좀더 윤택하게 영위할 수 있는지, 그 방법을 연구하여 사회적이고 정책적인 배려가 마련되어야 할 것이다.

치매 노인과 완전히 같은 증상을 보이는 갓난아이들의 양육이 별로 곤란하지 않듯이 치매 노인에 대해서도 이해와 원조를 얻을 수 있다면 간호자의 고생은 그다지 큰 부담은 아닐 것이다.

그럼 다음에 치매문제 해결을 위한 선결조건들을 알아 보고자 한다.

첫째는 치매에 대한 올바른 이해를 넓히는 것.

가족뿐 아니라 치매 환자나 간호자, 치매 그 자체에 대한 사회전체의 계몽은 매우 중요해진다.

이 책에 소개된 '치매를 잘 이해하기 위한 7대법칙 · 1원칙'은 주위 사람들이 치매환자의 마음이나 간호자의 마음을 쉽게 이해하는데 적지 않은 도움이 되리라고 믿는다.

둘째는 간호를 원조하기 위한 사회지원의 충실과 이용하기 쉬운 환경 만들기이다. 물론 이것은 나중에 우리나라에도 사회복지제도가 마련된 후를 말한다.

지역 관계기관의 밀접한 유대관계가 앞으로의 키 포인트가 될 것이다.

셋째는 예방 · 치료 등의 의학적 연구의 촉진과 간호 기술의 개발이다.

한 가지 개발될 의료기기가 간호에 따르는 부담을 격감시키는 경우는 종종 있다. 어린아이들과 달라서 간호에 체력이 필요한 치매 노인의 경우 직접적인 간호부담의 경감은 가족에게 있어서 간호를 계속시킬 수 있느냐 아니냐의 갈림길이라고도 할 수 있다. '왕진이나 방문간호, 긴급입원 등의 지원을 받을 수 있으면 안심하고 돌볼 수 있지만……'하고 호소하는 가족들이 적지 않다.

일관된 의료 시스템의 정비가 간호자에 대한 강력한 지원의 힘이 될 것이다.

넷째는 경제적 보장.

치매 노인이나 장애자를 모시고 있는 가족에 대해서 사회보장의 일환으로서 경제적 보장제도가 마련되어야 한다고 생각한다.

□ 치매에 대한 올바른 지식을 습득해야 한다

치매 증상의 정확한 이해는 매우 어려운 일이다. '치매를 잘 이해하기 위한 7대법칙 · 1원칙'에 나타나 있듯이 타인에 대해서는 치매가 아닌 것처럼 생각될 만큼 확실한 언동을 하기 때문에 제3자에게는 이해받을 수 없다.

그런 경우들을 예로 들자면 슈퍼마켓에서 돈을 내지 않고 물건을 가지고 나가다 발견되어 경찰에까지 넘겨지기를 반복한 사람, 아파트단지내의 주차장에 주차된 자동차에 못으로 흠집을 내서 문제가 된 사람 등이 있는데 발견자나 경찰관과 맞닥뜨릴 경우에 대해서는 '질릴 만큼 태도를 돌변하기' 때문에 치매 때문이라고 가족이 설명해도 이해받을 수 없었던 것이었다.

이런 때 '증상의 출현강도에 관한 법칙', '얼룩치매의 법칙'을 모두가 알고 있으면 혼란은 적을 것이다.

'능숙한 간호를 위한 12개의 수칙'에서 첫번째가 바로 '아는 것이 힘이다'였다. 가령 치매 노인을 현재 모시고 있지 않더라도 '누구나가 살기 좋은 사회 만들기'를 하기 위해서 가장 필요한 일이다.

일본의 경우 이미 치매에 관한 사회적 인식이 확산되었기 때문에 치매에 관한 강연회가 수없이 개최되고 있다는데 보건소, 사회복지협의회, 노인클럽, 농협이나 축협 등 여러 사회단체나 관공서에서 치매환자를 위한 간호교실과 치매강좌, 연수회, 지역 계몽 강좌 등을 열어서 치매 간호로 지친 가족들에게 사회적인 지원을 하고 있다고 한다.

또한 치매와 관련된 서적, 잡지, 팜플렛 등도 다 읽을 수 없을 만큼 많이 출판되고 있으며 보건·의학·간호관계의 잡지에서도 기획기사로 자주 다루어지고 있다고 한다. 바야흐로 치매는 암, 에이즈와 나란히 보건·의료 분야에서의 큰 과제의 하나로 떠오르고 있는 것이다.

고민을 가진 가족에게 있어서 첫째로 필요한 것은 선뜻 상담할 수 있고 적절한 어드바이스를 얻을 수 있는 상담창구일 것이다.

보건소를 비롯해서 병원에서의 상담창구가 수없이 열리게 된다면 치매환자나 그 가족들에게는 적지 않은 도움이 될 것이고 고령화 사회에 대한 적절한 대비책도 될 것이다.

어떤 질환이나 장애에 대해서 편견이나 차별이 존재하고 있다면 어떤 원조 시스템이 만들어지더라도 잘 이용되지 않을 테고 당사자의 정신적 부담은 경감되지 않는다.

따라서 '치매환자를 간호하는 가족의 모임'등이 만들어지기 위한 전 단계로써 중요한 것은 지역주민에 대한 계몽일 것이다.

조금 전에 얘기한 지역강연회를 치밀하게 실시할 것, 치매 노인이나 가족과 직접 접촉할 수 있는 기회를 만들 것, 노인을 모시고 있는 가족은 숨기지 말고 이웃 사람들에게 협력을 구할 것 등이 그런 계몽의 내용이 되어야 하겠다.

'풍요로운 노후란 무엇인가'에 대한 질문은 모든 사람들에게 해당되는 내용으로써 이에 대한 올바른 이해와 연구가 필요한 시점이다.

□ 치매 증상과 치매 문제는 다르다

치매 문제를 생각할 때 일반인들이 혼동하기 쉬운 것은 바로 '치매 증상'과 '치매 문제'의 차이점이다.

치매 증상은 어느 간호자에게나 동일한 어려움을 가져 오지는 않는다.

그 이유는 치매증상을 보이는 사람에 대한 주변의 친지들, 이웃 사람들의 이해정도가 다르기 때문이다. 즉 같은 치매 증상이라도 그것에 따라 야기되는 '치매 문제'는 다르다.

현대 의학에서는 치매를 치유시키기는 거의 곤란하다고 단정짓고 있다. 따라서 사회적인 이해와 원조의 테두리에 의해 치매 문제를 최소화하는 것이 치매에 대한 가장 근본적인 해결책으로 여겨질 뿐이다.

잘 생각하면 치매 노인과 어린 아이와는 매우 비슷한 언동을 하고 있음을 깨달으리라고 생각한다. 밤중에 소동을 부리거나 대소변을 가리지 못한다거나 눈을 떼면 엉뚱한 짓을 저지르는 것 등은 공통이다.

그렇기 때문에 다시 아이가 된 치매 노인을 보살피는 것이 큰 일인데 '치매 증상'을 보이는 어린아이를 기르는데 힘들지 않는 이유는 무엇일까. '아이는 귀여우니까'라는 이유만은 아니다.

'아기는 밤중에 오줌을 싸기 마련이다'라는 것 같은 기본적인 이해가 어느 사람에게나 미쳐 있는 점과 놀이방이나 보육원, 유아원, 예방접종 · 유아용품 등 아이를 기르는데 필요한 원조가 갖춰져 있는 점의 두 가지가 그것을 가능케 한다. 만일 유아원이나 놀이방 등이 없었다면 일하는 여성이 아이를 키우기가 얼마나 곤란할지 분명할 것이다.

치매 노인대책이란 결국 어린 아이들의 문제와 마찬가지로 사회적인 이해와 원조체제를 갖추는 것이 아닐까 한다.

고령자를 이해하기 위한 사회적 분위기 조성이 우선 필요하다. 핵가족화해서 나이 든 노부모와 함께 기거하는 집이 적어졌다. 갑자기 동거하게 되어 가족이 거절반응을 보이는 경우, 이방인을 처음 맞은 듯한 위화감 때문에 치매증상을 나타내는 사례가 적지 않다고 생각한다.

또한 유치원에 노인들의 경로당을 함께 마련하여 보호 및 놀이시스템을 사회적 · 정책적으로 마련하여 준다면 아이들은 할아버지, 할머니의 사랑을 받을 수 있어서 좋고 노인들은 어린 손자들을 돌봐 주는 것 같은 느낌이 들 것이므로 상호간에 효과적인 교류의 장소가 될 것이다.

치매 노인이 가까운 수퍼마켓에서 정해진 상표의 비누를 가져 오게 되어 가족은 심각하게 고민했지만 수퍼마켓 주인으로부터 '힘드시죠. 비누를 찾으면 돌려 주시면 돼요'라는 이해의 말을 듣고 안심했다는 예는 앞에서도 얘기했지만 가족뿐 아니라 지역 사람들의 이해가 치매 문제를 해결하는 하나의 포인트가 된다는 점을 알 수 있다.

진짜 치매 대책이란 우리들의 평소 생활방법, 지역사회에 있어서 사람과의 교제 방법에 있을 것이라고 생각한다. 동정심 있는 다정한 인간관계가 기본이 되었을 때 사회제도로서 다 할 수 없는 부분을 대신해 줄 것이기 때문이다.

물론 개인의 노력으로 해결할 수 없는 문제에 대해서는 정책적인 배려가 있어야 할 것이다.

'치매 노인을 모시는 가족의 모임'에서와 같이 가장 절실한 고민을 느낀 사람을 소리내어 사회가 이해하고 지원하는 일이 없으면 '누구나가 살기 좋은 사회 만들기'는 언제까지나 실현되지 못할 것이다.

지연 · 혈연이라는 유대관계가 약해진 오늘날에 있어서 노인들의 복지문제는 예전의 정(情)을 바탕으로 한 인간관계를 회복하는 방향으로 그 대책이 마련되어야 할 것이다

□ 치매 증상의 진행 단계

치매 증상이 나타나는 특징을 보면 치매 노인의 상태는 다음과 같이 4단계로 나누어 볼 수 있다.

① 발병기

이제껏 기억력이 확실했던 사람들에게 건망증이나 피해망상, 배회 등의 증상이 출현하기 때문에 가족 등 주변 사람들은 이런 증상에 대해 '당황이나 부정'의 기분에 빠지게 된다.

발병(發病)의 계기가 되는 환경적 변화, 즉 노인을 둘러싸고 있는 주변 여건의 변화, 2차적 요인에 관해서도 주의가 필요하다.

② 여러 가지 정신증상 출현기

기억장애를 비롯하여 여러 가지의 치매 증상이 나타난다. 그러나 신체적으로는 아직 건강하기 때문에 정신적인 이상 증세와의 사이에서 가족들은 갈팡질팡하게 된다.

그러나 대부분의 경우, 증상 하나 하나의 지속 기간은 길어야 6개월 정도라고 한다.

③ 신체증상 합병기

이제껏 신체적으로는 활발했던 노인도 점차 움직임이 둔해지고 식욕이 저하되면서 실금(失禁) 등의 증상을 나타낸다.

음식을 넘기기도 힘들어지며 방광염이나 기관지염 등의 감염증에 걸리기 쉬워진다.

④ 종말기

마침내 자리보전하게 되어 음식도 먹을 수 없게 되며 심신의 쇠약이 급속도로 진행된다.

치매 증상보다도 신체적 증상에 대한 대응으로 가족들이 고생하게 된다. 의료기관에 데려 가기도 곤란한 상태가 된다. 아울러 갑작스런 증상 변화(악화)를 늘 걱정해야 한다.

제 2 부

치매를 전문으로 연구하는 일본의 HM의료센터는 우리에게 본보기가 된다

• HM의료센터의 의료팀장인 L 박사가 소개하는 치매 테스트 방법과 치매에 관한 몇가지의 이론과 대책 소개!!

제 1 장

뇌(腦)의 지도

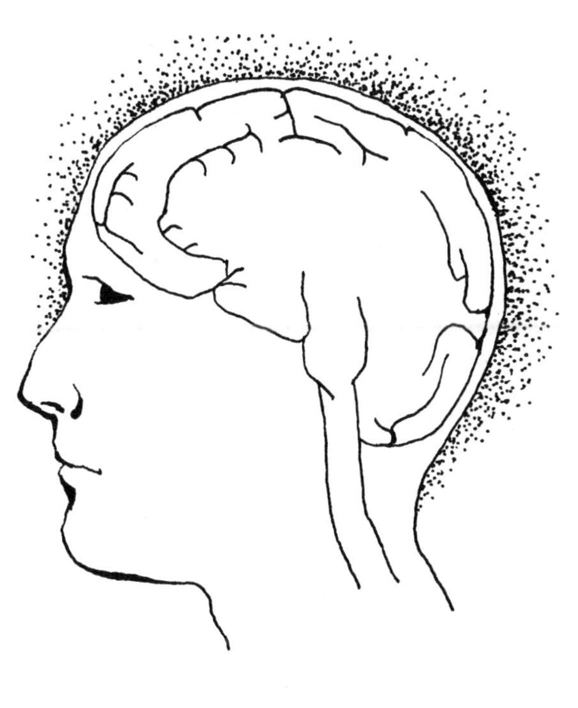

□ 뇌(腦) 지도

탐정소설이나 추리소설에는 가끔 「회색의 뇌세포」라는 단어가 등장한다. 하지만 사람이라면 누구나 회백색의 대뇌피질은 갖춰져 있어 인간의 모든 활동에 관계하며 쉬지 않고 작용하고 있다고 한다. 그러나 보통 거기까지 의식하고 뇌를 사용하고 있는 사람은 없다.

그러나 뇌는 먹을 때, 걸을 때, 사람과 얘기할 때, 그림을 그릴 때, 체온조절을 할 때, 잘 때, 즉 살아있을 때의 모든 것에 관계해서 활동하고 있다.

이 뇌를 잘못 사용하면 사실은 뇌의 노화도 빨라진다. 마치 한쪽으로 치우친 영양이나 과로, 과음, 지나친 흡연 등으로 내장을 혹사하면 노화가 빨라지는 것과 같다. 머리속에 든 내용물도 빨리 늙어 버린다. 그러므로 머리를 잘 사용해서 치매를 예방하자는 것이 제2부에서 설명할 주된 내용이다.

□ 좌우 뇌의 연결 플레이

K의사는 환자의 뇌를 정밀검진하고 상태를 테스트하여 어떤 원인으로 인해 언어장애가 일어나는지를 밝히고 또 그런 사람들에게 언어 훈련을 전문적으로 하고 있다는데 다음의 사례는 그 K의사가 체험한 애기이다.

그 환자는 전에 곧잘 시조를 읊조리거나 민요에 관심이 깊어서 그 방면으로 해박한 지식을 갖고 있었다고 한다. 그런데 언어를 담당하는 좌뇌의 혈관장애가 일어난 후 시조나 민요의 의미를 완전히 모르게 되었다고 한다. 소리는 분명하게 들려도 그 언어의 의미는 이해할 수 없게 된 것이다. 마치 영어를 못하는 사람이 영어만 사용하는 나라에 간 것과 같다.

그러니 이제 자신은 민요와 같은 음악을 완전히 못하게 되어 버렸다고 비관하고 있었다.

이런 일이 발생하는 것은 좌뇌의 장애 때문에 말을 몰라도 우뇌에 장애가 없으면 그 멜로디는 알 수 있기 때문이라고 한다.

그래서 그 환자 고향의 민요를 대충 음정만으로만 불러 준 후 그것을 따라서 허밍(콧소리로 음을 내는 것)으로 불러 달라고 부탁하자 그 환자는 놀랍게도 허밍뿐만 아니라 그 민요를 1절에서 3절까지 정확한 가사로 불렀다고 한다.

그 K의사는 깜짝 놀라서 뇌진료에 있어 그 방면의 권위자로 인정받는 선배 P의사에게 문의를 했는데 P의사의 얘기는,

"멜로디에 의해 기분 좋게 작용하기 시작한 우뇌 때문에 좌뇌의 기능이 되살아 난 것 같다."

라고 했으며 그것은 좌우뇌의 멋진 연결 플레이 결과라는 것이었다.

물론 환자는 몹시 기뻐했으며 K의사 또한 감격했다.

인간의 뇌란 정말로 유기적으로 작용하는 것이다. 컴퓨터나 기계와 같이 부품을 이것저것 맞춰서 움직이게 하는 것과는 근본적으로 다르다. 이것은 혈관장애가 있던 환자의 기능 회복 케이스이다.

그러므로 좌뇌의 쇠약은 아직 쇠약하지 않은 우뇌의 기능을 작용시킴으로써도 회복될 수 있다.

또한 뇌 전체가 쇠약해지기 시작해도 먼저 몸을 움직이는 것부터 시작해서 조금씩 뇌의 기능을 높일 수 있다.

이런 것을 먼저 인식하고 있어야만 치매 치료가 노후의 생활 그 자체를 얼마나 생동감 있고 즐겁게 하는지를 알 수 있으며 또 능동적으로 디자인할 수 있는 지점까지 발전하게 되는 것이다.

□ 뇌의 작용

이런 이유로 인해 치매에 대한 얘기를 하기 전에 뇌에 관한 얘기부터 시작하고자 한다.

뇌가 다른 장기와 가장 다른 것은 각각의 기능을 담당하는 영역이 각각 분명하게 정해져 있다는 점이다.

예를 들어 폐장은 어디를 봐도 호기(呼期)와 흡기(吸期)로 교체되면서 혈액을 리플레시하는 일을 하고 있다. 인체 중의 가장 훌륭한 화학공장이라는 간장도 같은 기능을 발휘하고 있다.

그것에 비해 뇌는 몇가지의 엄격한 파트로 나뉘어 영역에 따라 담당하는 작용이 다르다. 어떻게 그것을 알 수 있을까?

우리들은 장애가 없는 보통의 뇌를 갖고 있기 때문에 보통 사람이 할 수 있는 일이라면 전부 할 수 있다. 그런데 뇌내의 혈관이 막히거나 찢어지거나 혹은 사고로 머리에 부상을 입어 그로 인해 뇌를 손상당한 사람이 생겼다고 하자.

그러면 손상당한 뇌의 영역이 담당하고 있는 작용이 정지해 버린다. 그런 사람들을 조사해 나갔을 때, 뇌의 어느 영역이 작용하지 않게 되면 몸의 어떤 기능이 상실되는지, 반대로 말하면 뇌의 어느 부분이 몸의 어떤 기능을 컨트롤하고 있는지, 그 분포를 알게 된다.

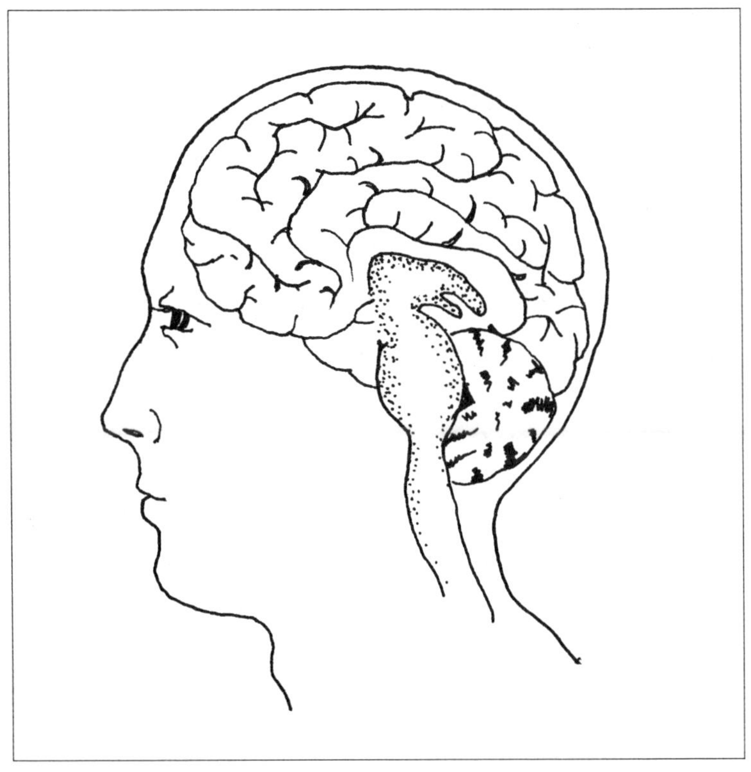

그런 사례들을 자세히 분석해 나감으로써 지금까지 명확히 밝혀지지 않았던 뇌의 기능 지도를 상당히 자세한 부분까지 이

해하게 된 것이다.

운동 영역이라는 것은 몸을 움직이는 부분이다. 이곳의 좌뇌가 몸의 우반신을, 우뇌가 몸의 좌반신을 움직인다. 팔, 손가락, 얼굴, 입술 반, 혀 반, 목구멍 반이라고 할 만큼 몸의 세밀한 부분을 컨트롤하는 뇌의 '지도'란 것은 이렇게 매우 정밀하고 정확히 정해져 있다.

좌측의 뒷쪽을 살펴보자. 이곳은 여러 가지 감각을 담당하는 영역이다.

왼쪽은 말(言)에 관한 감각을 담당하고, 오른쪽은 그림이나 음악 등의 예술성, 게임의 즐거움, 즉 말로 하기 어려운 감성을 담당한다.

만약 주말에 어딘가로 나가서 아름다운 경치를 보고 왔다고 하자. 친구나 가족에게 그 설명을 하겠지만 말만으로는 도저히 다 전달할 수 없다. "이것 저것 말로 하기보다 어때 이번에 같이 안 갈래?"라고밖에 말할 수 없다.

답답할 만큼 풍부한 감동, 그것을 느끼는 곳이다. 비교할 수도 없는 아름다움이나 분노, 기쁨, 사랑스러움을 말이나 이론에서 넘쳐 나오는 정감으로서 느끼는 곳이 여기다.

육상경기 코치가 선수와 계속 함께 뛰면서 열심히 말로 가르쳐 주고 있다. 그러나 도저히 말만으로 전달하지 못하는 것, 느낌이라든가 요령같은 것들은 "자, 불평은 그만하고 계속 열심히 하는 거야. 그러다 보면 알 수 있을 거야."라고 하는데 그 때의 말할 수 없는 것을 느끼는 부분, 그곳이 바로 여기다.

이마의 부분은 전두전야(前頭前野)라고 해서 인간의 뇌 컨트롤 타워이다. 인간으로서 그 사람의 인간다움을 만들어 내기 위한 가장 중요한 작용을 하고 있는데 지금까지 별로 연구되어 있지 않았던 곳이다

김모 신경정신과 의사가 46살의 남성에게 사람의 모습을 그려달라고 했더니 그 사람이 그려 놓은 사람의 모습은 초등학생 수준보다도 더 유치하고 '인간'이라고 하기에도 우스꽝스러울 만큼 이상한 모양이었다고 한다. 즉 손발의 모양이 없고 형체도 이상한 그림이었다.

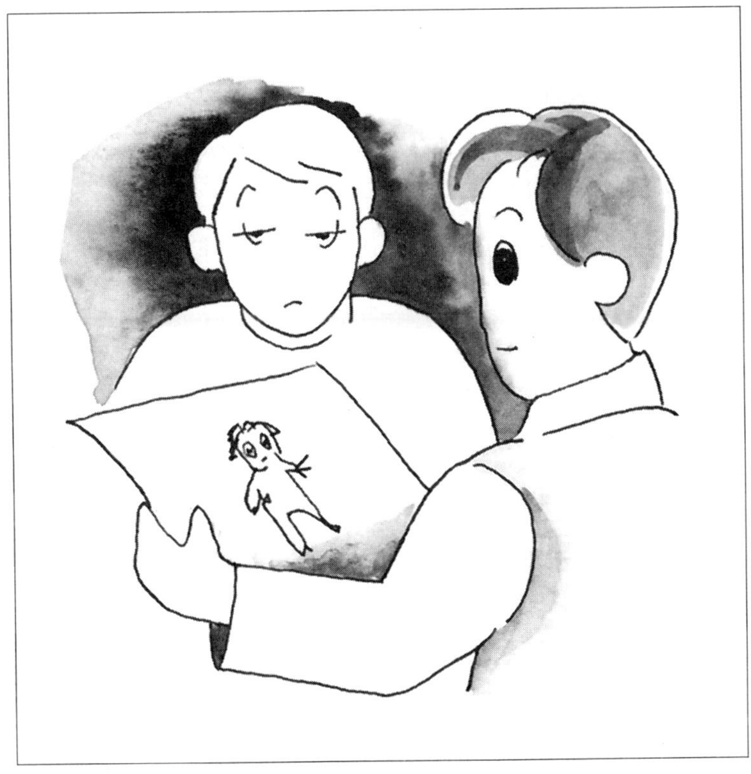

그 사람은 사실 어떤 병으로 인하여 우뇌의 혈관이 거의 막혀 있었다고 하는데 그런 경우에 사람을 그리게 하면 대부분 이런 그림의 형태로 나타난다고 한다.

그렇지만 얘기하는 내용은 보통과 마찬가지로 아무렇지도 않았다. "대만에 갔을 때 그쪽 공항에서 기분이 나빠져 착륙하는 공항에서 내리자마자 즉시 병원에 갔었다."고 자신의 상황을 또박또박 설명할 수 있었다고 한다. 직업은 트럭 운전사, 아이는 초등학교 2학년이라고 정확히 말하였다.

그렇게 된 것은 우뇌는 상태가 좋지 않았지만 좌뇌는 아무렇지도 않았기 때문이다.

이 테스트 결과로 다음과 같은 것을 이해할 수 있을 것이다.

즉, 우뇌의 상태가 나쁘기 때문에 우뇌 테스트를 해야 하는데 만일 말을 정확히 할 수 있는지 어떤지만으로 판정한다면 정말로 나쁜 부분을 오판할 수 있다는 것이다. 말(言)을 담당하는 것은 좌뇌이다.

따라서 언어의 기능이 정상인지 아닌지를 보려고 했을 때 좌뇌의 이상 유무만을 살핀다면 '정상'이라는 결론밖에 나오지 않을 것이다.

그러나 위의 설명(46세의 남자)에서와 같이 장애가 있는 우뇌 그 자체를 조사해 볼 필요가 있을 것이다.

사람들이 보통 '저 사람은 머리가 좋아'라고 할 때도 어쩌면 좌뇌의 기능만을 표준으로 삼아서 그렇게 말하는지도 모른다.

그러나 사물의 이해도가 떨어지고 표현을 정확히 할 수 없다면 외견상으로는 알기 어려운 우뇌의 장애를 안고 있는 사람일 확률이 크다.

더구나 우뇌는 인간다운 감성을 담당하는 부분으로써 여기가 장애를 입게 되면 사회적인 활동면에서 그 사람의 인격조차 손상될지도 모르는 중대한 일이 일어날 수도 있다.

46세의 남성을 상담했던, 신경정신과의 김모 의사는 다음과 같은 경험담을 통해 그 차이를 명확히 인식하게 되었다.

환자에게 사람 그림을 그려 달라고 하자 그 환자는 손발이 없고 그저 뭉툭한 동그라미처럼 사람을 그려 놓았지만 그러는 한편 대화는 얼마든지 자유롭게 나눌 수가 있었다고 한다. 그래서 그 환자에게 우측 뇌에 장애가 있음을 직감하고 몇 가지 질문을 던졌더니 그 환자는 대답을 정확히 하였으나 얼굴 표정은 전혀 변화가 없었다.

한마디로 인간다운 감정의 흐름을 전혀 느낄 수가 없었던 것이다.

그래서 종이 두 장을 꺼내서 자신이 먼저 사람의 그림을 그리고 그 환자더러 따라 그리라고 과제를 냈더니 역시 전의 그 이상한 그림처럼 그리더라는 것이다.

김모 의사가 환자에게 두 그림을 비교하게 했더니 그 환자의 대답은 더욱 놀라웠다.

"못 그린 그림을 흉내내는 건 피곤한 일이로군."

그러나 정작 당사자는 왜 자신의 그림이 이상한지를 모르며 뇌의 상태가 개선되지 않는 한 터무니없는 그림을 계속 그리게 된다고 한다.

그 밖에도 지금 자신이 어디에 있고, 누구와 얘기하고 있는지 등의 상황판단이 매우 나빠지게 된다.

이런 식으로 우뇌라는 것은 그 사람의 인간성에 관계하는 중요한 기능을 맡고 있다. 말하는 방법을 모르는 사람, 즉 상대에 대한 상상력이 충분히 작용하지 않는 사람은 이 우뇌의 발달이 미성숙했다고 해도 좋을 것이다.

미발달, 미성숙인 채 왼쪽의 뇌만 발달시켜서 순조롭게 출세해 가는 엘리트 사원도 있는 것 같지만 말이다.

□ 왼쪽의 세계가 사라진 어느 남성의 예

K씨는 뇌경색을 일으켜서 병원에 입원하였다. 의사의 소견으로 우뇌의 후반영역 중에서도 뒷쪽에 장애가 있는 사람이었다. 이것은 반대로 운동기능쪽은 괜찮다는 얘기다.

우반신은 물론 좌반신도 아무렇지 않았다. 그런데 그림을 그리게 했더니 앞에서 설명한 것과 비슷하게 이상한 그림이 되어 버렸다. S시의 병원에서 몸에 마비도 없고 말도 완벽하게 할 수 있기 때문에 그곳 의사로부터 '다행이다'라는 말을 듣고 집으로 돌려보내진 사람이었다.

그러나 부인이 보고 있자니 남편의 상태가 결코 좋다는 생각이 들지 않았다고 한다. 이상한 일이 자꾸만 일어나는 것이었다. 늘 다니는 길을 잃어버리기도 했으며 더구나 그 길의 인도쪽이 아니라 차가 다니는 한가운데를 걸으려고 했다.

이 사람에게 있어서는 좌측의 세계라는 것이 없기 때문에 한가운데가 되어 버리는 것이다. 도로 우측에 집의 입구를 만들고 집의 입구쯤으로 생각하고 어슬렁 어슬렁 들어 가거나 한다. 정신을 차려 보면 옆집 정원 가운데에 있는 것이다. 그래도 본인에게 있어서는 마치 도로에 덫이라도 놓여 있는 듯한 느낌이었으리라.

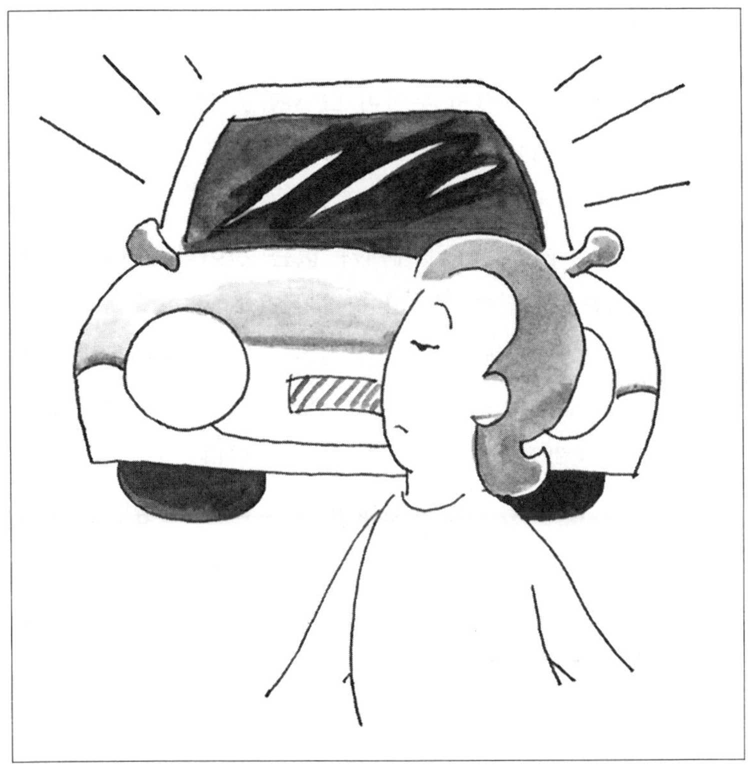

옷도 혼자서 입으면 앞뒤가 바뀌고 때로는 뒤집혀 버린다. 식사를 하다가도 늘 오른쪽 옆에 앉아 있는 딸의 접시에서 집어 먹는다. 어쨌든 좌측의 세계가 없기 때문에 그것이 자신의 접시라고 생각해 버리는 것이다.

어느 날 쇼핑을 하러 부부가 백화점에 갔다고 한다. 그러자 백화점 안에서 미아가 되어 버렸다. 부인이 싸인을 해주려고 테이블 위로 등을 구부린 순간 부인의 모습이 남편의 시야에서 사라져 버린 것이다. 갑자기 없어진 부인을 백화점 안에서 찾아다닌 것이다. 좌측이 없는 사람에게 있어서 백화점은 마치 정글 같은 미로로 보였으리라.

'치매가 아닐까' 하면서 부인이 그 사람을 병원에 데리고 간 것이다. 물론 치매는 아니었으며 원인은 우뇌 뒷쪽의 장애 때문이었다고 한다.

이 사람의 경우는 좌측의 세계가 '없는' 것이다. 보이지 않는 게 아니라 '없다'고 밖에 설명할 도리가 없다.

뇌기능 테스트를 해 보면 MRI라는 기계를 사용하기 전에 그것을 알 수 있다. 뇌경색은 때로 죽음을 부르는 무서운 병이지만 그런 치료하기 어려운 후유증도 일으킨다.

그 때 이것을 정확하게 확인하지 않고 그저 안정만을 찾게 되면 아직 정상이었던 기능까지 눈깜짝할 사이에 흐리멍텅해져 버리므로 의료상의 책임도 중요하다. 다행히 그 사람은 충분히 희망을 가질 수 있는 단계였다.

"이 장애는 목숨과 맞바꾸어 생긴 것이다. 열심히 치료해 나가자."고 의사가 격려의 말을 하자 그는 진심으로 고마워했다.

그런 탓인지 K씨는 회복을 위한 최선의 노력을 했고 상태도 호전되었다. 물론 K씨가 그린 인물 그림도 점점 윤곽이 뚜렷해졌다.

□ 수술로 치료한다

어떤 원인으로 뇌를 움직이고 있는 혈관이 가늘어지거나 막혀 버리거나 때로는 출혈해서 뇌의 작용이 떨어졌을 때 지금까지 보아 온 것 같은 여러 가지 이상이 일어난다.

그래도 그 이상이 제때에 발견되어 수술이나 트레이닝으로 정확히 대응할 수 있었을 때 머리의 작용도 좋아지고 이상도 개선된다.

환자가 뇌신경 외과에 가면 보통 CT스캔이라고 불리는 것으로 뇌 내부의 상황을 진단한다. 뇌뿐 아니라 여러가지 진료 장면에서 사용되고 있기 때문에 이미 익숙할지도 모르겠다.

그런데 이 CT스캔이 반드시 만능은 아니다. 사례로서 앞서 소개한 운전사도 CT스캔으로 보는 한 완전히 정상이었으니까 말이다. 비싼 돈을 내고 CT검사를 받아 아무렇지도 않았으니까 정상이라고 생각해 버린다. 그런 환자의 심리를 잘 알지만 CT촬영으로도 발견되지 않는 이상증세도 흔히 있다.

운전사도 확실히 이상하니까 CT스캔의 결과가 어떻든 왜 이상한지 정확히 조사할 필요가 있었던 것이다. 그래서 다음의 검사방법이 취해진다.

그 방법이란 뇌 속의 혈액의 흐름을 검사하는 것이다. 어쩐지 뿌예져 있는 부분은 피의 흐름이 별로 좋지 않은 곳이다. CT검사에서는 아무렇지 않았던 것이 그 방법에 의해 뇌의 혈류가 나쁜 부분이 있음을 알 수 있다.

그래서 혈관은 어떻게 되어 있는지를 조사해 나간다. 그 결과 수술을 하는 편이 좋은지 어떤지의 결론이 나온다.

수술로 치료할 수 있다고 결정되면 본인이나 가족의 승낙을 얻어 수술이 이루어진다. 뇌 수술이라면 무서워하는 사람이 많을 것이다.

그러나 몇 년 전과 비교해서 이 분야에서의 진보는 눈부실 정도이다. 모르는 채 불안해 하고 있기보다 모르는 점은 정확히 의사에게 물어보고 불필요한 걱정은 하지 않는 게 현명하다.

뇌를 부양하는 혈관의 크기는 직경 0.6미리 정도이다. 여기가 막혀 있는 것 같으면 잘 흐르는 혈관을 연결해 주면 된다.

먼저 두개골의 일부를 엄지 손톱정도의 크기 만큼 잘라내서 바깥 두피 속에 있는 혈관을 뇌로 이끈다. 그것을 배율 20~30배의 수술용 현미경으로 들여다 보면서 뇌 혈관에 연결한다.

직경 0.6미리의 뇌혈관에 칼집을 넣어 밖에서 끌어 온 직경 혈관을 꿰매 붙여 가는 작업을 한다. 원주 3미리 정도의 혈관을 16바늘 정도의 등간격으로 꿰매 붙이는 것이기 때문에 상당히 정밀한 작업이다.

3미리라고 하면 보통 재봉일의 한 땀의 감각일 것이다. 즉 재봉의 16배의 정밀도라고 할 수 있다. 그만큼 대단한 집중력이 필요하다.

물론 살아서 피가 통하는 사람을 상대로 하는 초정밀한 재봉일이므로 봉합부에서 출혈하면 그 주변이 완전히 보이지 않게 되어 버린다. 그 때문에 대소 클립을 사용하여 피를 막지만 수술 1번에 대개 50cc 정도의 출혈이 있다. 거의 출혈하지 않는다고 할 수 있다.

혈관의 봉합이 끝나고 클립을 뗀 순간 혈관은 맥이 뛰기 시작해서 그때까지 핏기가 없던 뇌가 확 붉어진다. 가늘게 꿰매 붙였기 때문에 거기에 피가 배이지만 흘러 넘치지는 않는다. 이 정도 하는데 걸린 시간은 아침 9시부터 12경까지이다. 준비 등도 있기 때문에 수술 그 자체에 걸리는 시간은 2시간 정도일 것이다. 집도의사의 기술만 좋으면 비교적 간단한 일이다.

구멍을 뚫은 두개골은 다음 어떻게 하는가.

꺼낸 골에 접착제, 즉 풀을 발라 끼우고 두피를 꿰매면 끝이다. 수술 전후의 뇌 모양을 보기만 해도 뇌가 정상적으로 작용할 수 있다는 것을 확신할 수 있을 것이다. 이렇게 해서 정확히 문장을 쓰고, 사람 그림을 훌륭하게 그릴 수 있게 된다.

□ 달리고 있는 말은 멈춰 있다

지평선이 보이는 초원을 말이 달리고 있다. 무심결에 카메라의 셔터를 눌렀다. 그런데 즐거운 여행 기념인 이 사진이 문제이다.

"말이 어떻게 하고 있는가?"하는 질문을 받으면 당신은 어떻게 대답 하겠는가. 유치원 아이도 아닌데 무슨 그런 질문을 하느냐고 생각할지도 모르지만 그것은 나중에 따지기로 하자.

"말이 달리고 있잖느냐."

"아뇨 그렇지 않은데요."

아니 뭐! 하고 놀라는 것이 보통이다. 하지만 이것은 1장의 사진이지 비디오도 영화도 아니다. 말은 1미리도 달리려고 하지 않고 멈춰 있을 뿐이다. 거듭 말하자면 이것은 말도 아무것도 아니다. 단순한 인화지, 종이조각에 불과하다. 그런데 내 말을 듣고 '하하하, 과연' 하고 감동만으로 끝난다면 이것 또한 실격이다.

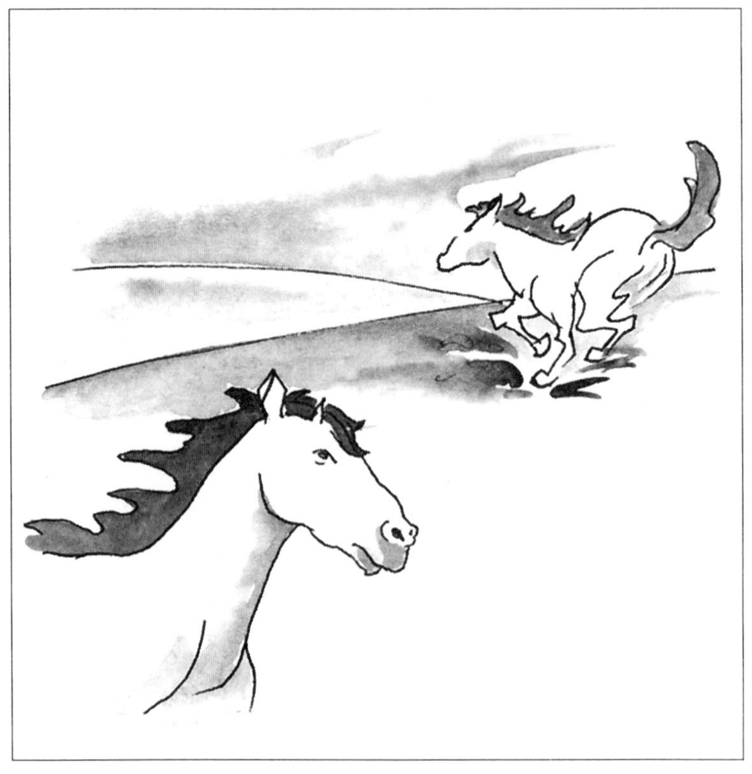

'그래도 지구는 돈다'고 갈릴레오처럼 중얼거린 사람이야말로 훌륭하다. 전두엽의 작용이 매우 좋은 사람이다.

뇌의 각 영역이 담당하는 작용을 지도로 그릴 수 있음은 앞에 얘기했다. 그러나 그 작용을 이론만으로는 잘 모르는 영역도 있다. 그것이 전두엽(前頭葉)이다.

지금까지 좌뇌와 우뇌의 작용에 대해서 설명해 왔지만 이것은 전두전야라고 불려 전두부(前頭部)쪽에 있는 뇌이다. 이마에 있기 때문에 교통사고 때 흔히 여기만 손상하거나 한다.

사고로 상당히 큰 손상을 입고 있을텐데 몸이 마비되는 것도 아니고 말도 일단 정확히 할 수 있다. 따라서 대개 중대한 장애라고 생각하지 않고 그대로 자택으로 돌려보내는 병원도 있다.

그런 손상을 입은 사람에게 조금 전의 말 사진을 보였다고 하자. 이것이 뭐냐고 물으면 '말 사진'이라고 대답한다. 거기까지는 좋다.

그럼 말이 어떻게 하고 있느냐고 묻는다.

"다리가 구부러져 있다."

보통 같으면 '말이 달리고 있다'고 대답할 것이다. 다리가 구부러져 있다고만 느끼는 것과 말이 달리고 있다고 보는 것과의 차이, 그것은 개성의 차이가 아니다.

즉, 뇌의 이 영역은 사진이나 그림에 그려진 말에서 그 움직임을 느낄 수 있는 영역이다. 그뿐만 아니다.

교통사고, 뇌종양, 혈관장애 등으로 전두엽 부분에 고장이 있는 사람은 창조적인 생각을 거의 할 수 없다. 장래의 예측이 불가능하다. 자발성이 없다.

예를 들어 일상 생활에서도 침대에서 몇 시간이나 멍하니 있다. 다른 사람이 말을 걸지 않으면 이도 닦으려고 하지 않는다. 그런데 일을 시키면 뭐든지 할 수 있다.

"네, 일어날 거예요."

"옷을 갈아 입겠어요."

"샤워를 하고 오겠어요."

다른 사람이 지시하면 전부 할 수 있는데 스스로 자진해서 하려고는 하지 않는다.

무엇을 새롭게 만들어내는 창조력이나 자신의 체험 이외의 일을 곰곰이 생각하는 상상력이 생동감 있게 작용하지 않게 되어 버린다. 주의력이 분산돼서 뭔가 하면 눈 앞의 단 한 가지 일 밖에 관심이 가지 않는다.

보통 같으면 사람의 얘기를 들으면서 저녁 식단을 생각하거나 만화를 보면서 동시에 텔레비젼도 볼 수 있다. 전두엽이 주의력을 분산시키면서 재통일하여 사물을 인식하고 있기 때문에 가능한 일이다.

어떤 원인으로 전두엽을 다치면 그 컨트롤이 듣지 않게 된다. 그 외에도 추상화하는 힘이나 그것을 구체화해서 인식하는 힘 등 다른 동물에게는 불가능한 여러가지 인간적 능력을 이 전두엽이 담당하고 있다.

그리고 사실은 이거야말로 가장 중요한 지표이지만 전두엽이 건실하지 않으면 감동이 적어진다. 모처럼 야유회 등을 가서 폭포에 데려가도 '아, 폭포다' 정도의 말밖에 나오지 않는다. 매사에 확실히 감동할 수 있느냐 어떠냐가 전두엽의 작용을 추측하는 좋은 표준이 된다. 따라서 인간다움의 단서가 되는 것은 전두엽으로써 가끔 전두엽 작용의 불량에 따라 나타난다.

전두엽 작용의 불량 원인은 교통사고나 혈관장애 때문만이라고는 할 수 없다.

일밖에 모르는 샐러리맨이면서 연극이나 회화, 음악, 좋은 풍경을 찾아서 떠나는 여행 등 여러 가지 취미에 전혀 관심이 없을 뿐만 아니라 긴 인생 중에서 풍부한 감성을 기르는 일 따위에는 관심조차 없었다는 식의 삶의 방식에서 기인하기도 하는 것이다.

오히려 그런 문제야말로 다른 사람에게 알려지지 않고 잠재해 있는 광범위한 사회문제일지도 모른다.

맹목적으로 회사와 일 등의 공적인 부분에만 치중하는 인간이 횡행하는 사회란 원래 전두엽의 작용을 등한시한 사회라고 할 수 있다.

아이가 성인이 되기도 전에 출세와 성공만을 향해 치달리게 한 사회인 것이다.

인격 형성보다 우수한 성적에만 박수를 보내고 아이를 학교와 각종의 학원 사이에서만 왕래케 함으로써 부모들은 자식들도 모르는 사이에 장차 겪을지도 모르는 노년의 치매를 서서히 조장하고 있는 셈인 것이다.

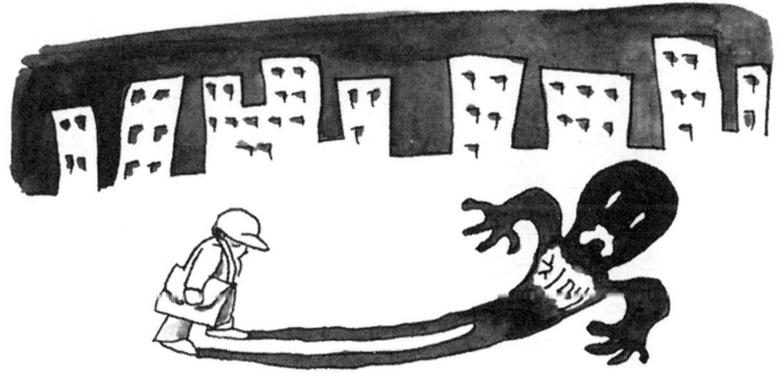

❖ 양배추와 수박이 치매 예방을 돕는다

캐나다 멕길대학의 구스타보 부느박사의 연구 결과에 따르면 노인성 치매 환자들의 뇌세포조직을 분석한 결과 치매 환자들의 뇌세포에는 인체에서 중금속 제거제 역할을 하는 글루타티온의 수치는 절대적으로 적은 대신에 뇌세포 속에 다량의 알루미늄이 축적돼 있다고 한다.

글루타티온은 시스테인 글루탐산 글라이신 등 세 개의 아미노산에 황이 붙어 있는 물질인데 이 글루타티온이 바로 간(肝)으로 들어온 알루미늄이라는 중금속이 분해된 후에 이것을 운반하는 역할을 하게 된다.

따라서 간에서 분해된 알루미늄 성분은 글루타티온에 의해 엄청나게 빠른 속도록 오줌이나 대변으로 옮겨져 체외로 배출된다. 즉 글루타티온은 알루미늄이란 중금속을 배출시키는 트럭의 역할을 한다고 생각할 수 있다.

이런 기능으로 인해 치매를 예방하기 위해서는 알루미늄 섭취를 최대한 감소시켜야 할 것이다. 알루미늄은 인스턴트 음료수나 냄비, 프라이팬 등의 알루미늄 랩, 제산제(위장) 등에 많이 포함된다고 한다.

따라서 알루미늄 섭취 자체를 줄이는 데는 한계가 있으며 체내에 쌓인 알루미늄을 제독하기 위해 글루타티온의 수치를 높이는 식이요법을 실시하는 것이 효과적이라고 하겠다.

구스타보 부느 박사에 따르면 양질의 단백질인 유장(치즈를 만들고 남은 액체)이 글루타티온의 수치를 높이는 최고의 식품이라고 하지만 우리나라에서는 구하기가 쉽지 않으므로 이는 이론상 음식이라고도 하겠다.

우리 주변에서 쉽게 구할 수 있는 것으로 양배추와 수박, 아스파라거스 등을 들 수 있는데 이런 음식들은 기억력 감퇴를 막는 효과 외에도 치매 예방에도 매우 효과적이라고 하겠다.

제 2 장

치매를 측정한다

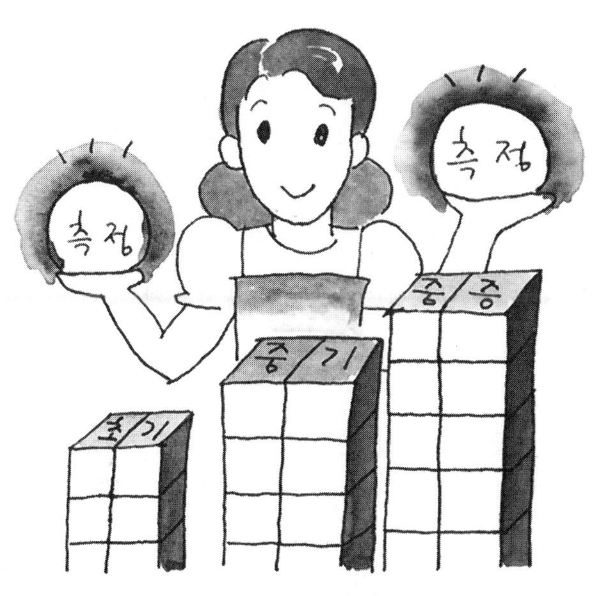

□ 치매를 측정한다

치매 치료는 치매 정도에 따라 방법도 달라진다. 그 때문에 먼저 그 사람의 치매 정도를 정확히 측정하는 일부터 시작해야 한다.

한마디로 그렇다고 해도 사실은 대단히 어려운 일이다. 눈이 나빠지면 안과, 뼈가 부러지면 외과라는 식으로 가족이나 주변 친지들은 매우 당연하듯이 치매 환자를 정신과로 데려간다.

그런데 미국사회와 같이 정신과나 신경과의 상담이 일상적으로 자주 이루어지는 사회와 달리 우리 사회에서는 정신과에 가족을 데려가는 것은 상당히 중대한 문제로 생각하고 있다.

따라서 최후에 정신과에 갈 때는 이미 상당히 중증인 상태가 되고 있다. 곤란해서 어쩔 도리가 없어지고 나서 가는 것이다. 으레 밤중에 집을 뛰쳐 나가거나 밤중에 일어나서 회사에 가겠다고 한다거나 생활 행동이 밤과 낮이 바뀌어 있거나 한다.

지금 막 밥을 먹었는데 안 먹었다고 우기거나 우리 집 며느리는 밥도 제대로 주지 않는다고 이웃에 떠들고 다니거나 등등 주위 사람들은 매우 난처해 한다.

그런 저런 사정으로 인해서 '그래, 좀 어렵겠지'하고 체념하고 마는 것이 치매를 생각하는 사고방식의 밑바탕을 이루고 있었다.

그것은 사회 일반에 대해서도 그렇고 의사의 경우에도 마찬가지일 것이다. 정신과에 데려 가기까지는 망설임이 많아서 증상이 상당히 나빠지지 않으면 가려고 하지 않는다.

그것 자체가 역시 잘못되어 있다고 여겨진다. 왜냐하면 치매도 역시 병(病)이며 병이라는 인식을 갖는 한 적극적으로 치료하려고 해야 하며 어떤 병이나 극히 가벼운 단계일수록 치료되기 쉬운 것이기 때문이다.

치매 증상이 깊어지고 나서는 정신과 의사도 힘들 것이다. 매우 중증의 환자만 진찰하게 되어 버리고 이런 사례만 보고 있으면 정신과 의사도 치매는 치료되지 않는 것으로 믿어 버리게 되는 것이다.

이렇게 심하게 치매에 걸려 버리면 그 사람의 치매가 왜 일어났는지 알기 어렵다.

그런 생각을 하기보다 대변이라든가 목욕 시중을 생각하는 편이 보다 절실한 문제일 것이다.

놀랍게도 정신과 의사들 사이에도 치매의 레벨을 정확히 측정하기 위한 객관성을 갖춘 공통 척도가 아직까지 없는 편이라고 한다. 의사들 개개인이 갖고 있는 치매 기준 정도는 있을지도 모르지만 전국 어디에 가도 같은 방법으로 측정하는 공통의 알기 쉬운 척도는 없다는 것이다.

완전히 때늦은 중증의 치매만 진찰하고 있으면 별달리 눈에 나타나지 않는 치매까지 정확히 측정할 필요도, 여유도 없어지기 때문일 것이다.

그러나 그래서는 곤란하다. 왜냐하면 이 책은 치매 치료와 치매 예방을 목적으로 하고 있기 때문이다.

그 때문에 어느 정도의 치매인지 혹은 아닌지를 틀림없이 판정해서 거기에 맞는 방법을 생각해야 할 것이다.

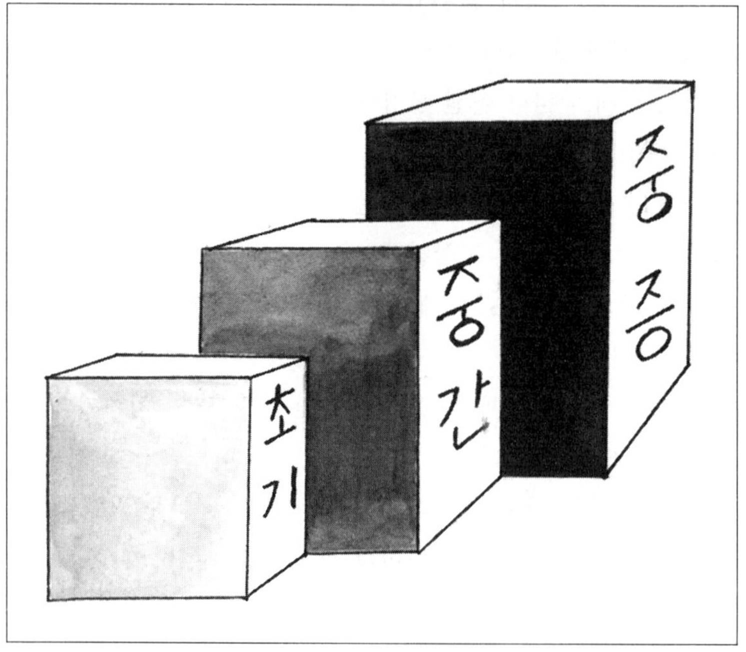

그래서 소개하고자 하는 것이 일본의 정신과 의사들 중에서 효과를 보았다고 발표한 적이 있는 일명 "하마마츠 방식"이다.

하마마츠 방식이란 것은 무엇인가?

그것을 한마디로 표현하자면 "2단계 치매판정법"이라고 할 수 있다. 여기에서의 2단계란 '가나(かな)줍기 테스트'와 'MMS'로써 그 두 가지를 이용해 치매의 정도를 측정한 후, 그 측정 결과를 토대로 하여 치매를 치료함으로써 정상인으로 되

돌리는 트레이닝 과정까지를 포함시켜서 하마마츠 방식이라고 부르는 것이다.

□ 가나 줍기 테스트

"가나(かな) 줍기 테스트"는 하마마츠 방식의 하일라이트라고 해도 좋을 것이다. 외과쪽으로 입원하는 환자중에는 교통사고나 혈관장애 때문에 전두엽에 손상을 입은 사람이 상당수 있다.

몸을 움직이거나 말은 보통으로 할 수 있는데 어쩐지 생기가 없다거나 자주성, 상상력, 창의가 부족하다거나, 추상화하는 힘이 약하다고 하는 증상을 보인다.

이것이 전두엽 작용의 저하로 일어나는 현상이라는 사실에 대해서는 앞에서 얘기했다.

그런데 뇌 기능을 조사하기 위해 이루어지고 있는 일반 테스트 중에 이 전두엽의 작용만을 정확히 측정할 수 있는 것은 아무것도 없다.

원래 전두엽의 작용 그 자체에 대해 너무나 무지했던 탓에 중시되지 않았던 결과일지도 모른다.

그러나 전두엽이 사람을 사람답게 한다거나 인간다움을 만들어내는 영역이라고 알려진 지금, 이곳의 역할을 확실히 파악하지 못하면 곤란하다.

그래서 일본의 HM의료센터는 전두엽의 테스트 방법을 독자적으로 개발함으로써 그들의 하마마츠 방식은 일본 치매 치료에 있어서 큰 발전을 보였다고 한다.

그들이 개발한 독특한 방법은, 물론 우리나라에도 응용되어 사용할 수 있는 것으로써 그런 의미에서 이 책에서는 그들의 방식을 상세히 소개하고자 하는 것이다.

「가나 줍기 테스트」는 치매 치료를 위한 하마마츠 방식의 대표격이라고 할 수 있을 것이다. 방법은 간단한데 비해 매우 정확하고 유효하다고 정평이 나 있다.

뇌의 작용은 나이를 먹음에 따라 그 연대의 평균치가 거의 직선적으로 떨어져 가기 때문에 개개의 성적을 평균치와 계속 대조해서 그 사람이 치매에 걸렸는지 어떤지를 정확히 판정할 수 있다.

하마마츠 방식을 개발한 일본의 L박사 이하 HM 의료센터에서는 10만건이 넘는 사례 보고서를 갖고 있는데 그것과 대조시켜 봐도 「가나 줍기 테스트」의 점수와 피험자의 생활실태 조사의 내용과는 거의 일치한다는 것이다.

테스트 방법은 일본의 가나(かな)문자로 쓰여진 동화 등을 읽으면서 본문에서 모음 「아」「이」「우」「에」「오」를 가려내서 동그라미를 치는 것이다.

2분 동안에 몇개 가려낼 수 있었느냐로 성적을 판정하는 것인데 조건이 있다.

문장의 의미도 정확히 파악되어 있어야 한다. 가나 줍기, 즉 모음에 동그라미를 치는 데만 집중하면 무엇이 쓰여 있었는지 모르게 되고 한편 의미만 외워 두려고 하면 가나를 고를 수 없게 되는 식이다.

전혀 다른 행동을 동시에 하면서 그 양쪽을 컨트롤하는 기능, 즉 전두엽 본래의 기능이 작용하지 않으면 불가능한 일이다. 간단한 듯이 보이지만 그렇지가 않다고 한다.

실제로 해 보면 알겠지만 연령이나 치매 정도와 상응해서 거의 정확히 일치되는 점수로 나타나 버린다는 것이다.

아울러 그 테스트에 학력, 교양은 일체 상관없다.

어느 대기업의 부장으로서 자타가 공인하는 엘리트였던 G씨는 따라온 부인이라면 38개나 고를 수 있었던 가나를 단 5개밖에 고르지 못하고 도중에 말이 막혀 버렸다.

자신만만했던 사람이 자신의 치매에 아연해하는 극적인 순간을 하마마츠 방식으로 테스트하게 되면 경험하게 된다고 한다.

2분 동안에 단 5개였으므로 G씨 자신의 충격도 컸다.

하지만 괜찮다. 이 정도의 치매라면 치료될 가능성이 있으며 아직 브레이크는 충분히 가동되고 있기 때문이다.

가령 이 치매가 치료되지 않는다고 해도 일단은 다른 사람의 손을 빌지 않고서도 일상생활에 하등의 문제가 없으며 충분히 가동되고 있기 때문이다. 이대로 정신력이 떨어지지 않고 지속만 되어도 도움이 될 것이다. 그것은 가능하다.

치매는 이와 같이 스스로는 좀체로 깨닫지 못한다.

주의해서 주변을 살펴 보고 있으면 알 수 있지만 사람과 사람 사이가 소원해져서 타인의 일 따위에는 아무 관심도 없다는 식의 상황이 계속 된다면 심각한 고비는 피할 수 없을 것이다.

고독이란 죽음에 이르는 병이라고 어느 철학자가 말하지 않았던가.

치매는 가정에서의 일상생활이나 사회생활을 그럭저럭 무난히 해나가고 있는 단계부터 동료들, 친구 등과의 인간관계가 좋지 않은 상황에서부터 서서히 진행되고 있는 것이다.

그런 희미한 치매의 조짐조차 이 「가나 고르기 테스트」는 간과하지 않는다. 즉 거의 정확히 판정할 수 있다고 한다.

만약 이 "가나(かな)줍기 테스트"를 우리나라에 적용한다면 국민학교 저학년이나 유치원생용의 쉬운 동화책 등을 놓고 읽으면서 그 가운데 모음인 'ㅏ, ㅑ, ㅓ, ㅕ, ㅜ, ㅠ, ㅡ, ㅣ'를 동그라미치게 하고 그 내용을 질문하는 방식으로 응용할 수 있을 것이다.

물론 일본의 가나 문자에 비해 우리 한글에 모음의 수가 많으므로 테스트 시간을 조금 더 주어야 할 것이다.

□ MMS

「가나 줍기 테스트」에서 전두엽의 작용이 불합격되었을 때 「MMS」를 한다.

「MMS」는 뇌 후반영역의 작용을 조사한다.

전세계에서 사용되어 잘 알려져 있는 테스트로 WAIS－웨이스라고 불리는 웰슬러 성인지능 테스트가 있다. 보통 "지능테스트"라고 불리는 것인데 그 테스트를 받은 사람도 많을 것이다.

「MMS」는 그 웨이스의 축소판으로 미국에서 개발되었다.

테스트 내용은 시간이나 장소의 위치와 주변 상황의 기억력, 테스터가 「귤」이라든가 「사과」라는 말을 기억해 두도록 말하고 다른 질문을 계속한 후의 5분 후에 정확히 기억하고 있었는지 조사하거나 계산, 언어의 이해력, 도형의 모사로 뇌의 기능을 살펴 보는 것이다.

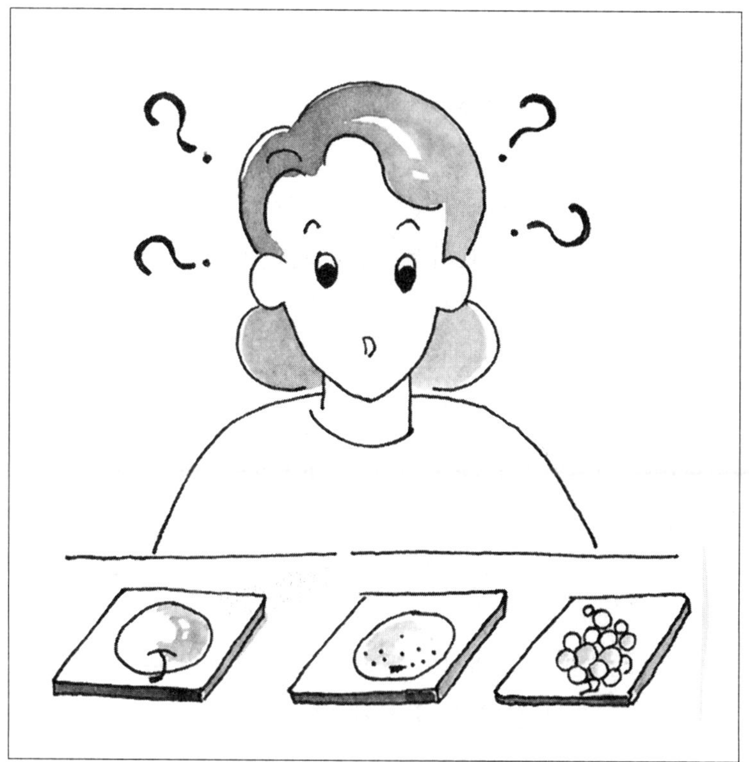

뇌의 뒷쪽, 즉 후반영역의 왼쪽과 오른쪽이 어떤 작용을 하는지는 이미 앞의 '뇌의 작용'에서 설명했다.

좌뇌는 언어, 계산 등의 디지탈 정보를 처리하고 우뇌는 음악, 회화, 감정 등의 아날로그 정보 처리를 한다.

우뇌와 좌뇌 각각에 다른 기능을 웨이스보다 간단한 이 MMS 테스트로 잘 알 수 있고, 그것이 웨이스 테스트와도 잘 대조되고 있음을 의사들이 확인하고 있다.

「MMS」의 성적으로 하마마츠 방식에 의한 치매의 중증도를 결정해 간다.

□ 치매를 보는 독특한 시각

「가나 줍기 테스트」를 포함하는 하마마츠방식의 창안자이며 리더인 L박사는 의료시설인 HM의료센터의 부원장으로 뇌신경외과의 명망있는 임상의라고 한다.

정신과와는 완전히 반대인 바깥쪽에서 뇌를 진찰하고 있는 의사가 치매 치료를 위한 연구에 몰두하여 독특한 치료 방식, 판정법을 개발하였으므로 어떤 의미에서는 그 자체로도 뭔가 흥미로운 사실이 있는 것 같다.

실제 뇌신경 외과적인 눈으로 치매를 진찰하는 곳은 그 HM 의료센터가 최초였다.

원래 뇌신경 외과의사인 L박사는 뇌혈관의 손상이라든가 교통사고 등으로 실려 온 환자가 뇌 어디를 다치면 몸의 어떤 기능이 손상당하는지 조사해 볼 필요가 있었다.

몸의 운동기능을 뇌 어디의 영역이 담당하는지 그 관계를 정확히 표시한 뇌기능 지도가 있으면 환자의 상태만 보고 뇌 어디에 손상을 입었는지 진찰할 수 있었던 것이다.

그래서 L박사는 임상의로서의 경험과 데이타를 축적해서 그 분석을 통해 정밀한 뇌기능 지도를 만들었다.

단순히 몸의 운동기능뿐 아니라 지금까지 별로 잘 알려지지 않았던 전두엽의 작용을 조사해서 그것을 테스트하는 방법을 연구하였는데 그 결과로 개발된 것이 「가나 줍기 테스트」이다.

전두엽이란 대뇌 후반영역의 좌뇌와 우뇌의 기능을 컨트롤해서 그것을 인간답게 연출하고 있는 곳이라고 알게 되면 이 방법을 치매 측정에 응용할 수 없을까 하는 생각도 자연히 들 것이다.

왜냐하면 노화나 치매는 먼저 전두엽 작용의 쇠약으로 나타나기 때문이다. 이 독특한 착상이야말로 하마마츠방식을 낳는 원동력이었다.

「가나 줍기 테스트」는 지금까지 「MMS」로는 측정할 수 없었던 초기 레벨의 치매도 매우 정확히 판별할 수 있다.

이 테스트의 특징은 방법이 간단한데 비해 정확해서 「MMS」에서 불합격이 되기 이전의 더욱 가벼운 단계, 즉 치매 초기의 단계부터 발견할 수 있어 치료를 시작할 수 있는 점에 있다.

L박사 이하 하마마츠의 연구 스태프는 S시의 지역 보건소를 중심으로 K지구에서의 모델 검진을 실시하여 이 하마마츠방식 그 자체를 실제로 시험해 보았다고 한다.

K지구의 고령자 전원을 대상으로 검진한 결과, 검사를 받은 214명중 53명, 바로 4명당 1명이 초기 치매로 판정되었다고 한다.

더구나 그 테스트의 성적과 개개인의 생활실태가 잘 맞았으므로 테스트 방법의 정밀도도 실증되었다.

그 후 하마마츠 치매 연구팀은 E현으로부터도 요청을 받아 고령자를 대상으로 「가나 줍기 테스트」와 「MMS」를 실시해서 그것에 근거하는 트레이닝으로 「치매 예방 뇌자극 훈련교실」을 개강하였으며 현재까지 그 교실을 열어서 치매를 치료하고 있다고 한다.

치매 교실의 효과는 치매가 치료된 사람과 치료되지 않더라도 그 수준에서 더 이상 나빠지지 않고 그대로 유지되는 사람을 합하면 그들의 예상을 넘어서 거의 전원에 가까운 사람들에게 훌륭한 성과를 볼 수 있었다.

하마마츠 방식의 특징은 치매를 증상으로만 보지 않고 뇌의 작용과 연관시켜서 보는 점에 있다고 할 수 있을 것이다.

이 방식은 그 후 일본 각지의 보건소나 행정당국, 연구, 트레이닝 시스템이나 의료기관에 도입되어 치매 초기증상부터 중증의 정도까지 놓치지 않고 진단하고 치료하는 방어기제로써 널리 보급되고 있다고 한다.

□ 치매와 노화는 다르다

'아무래도 요즘 물건을 잘 잃어버린다. 나도 드디어 치매인가' 하고 남몰래 걱정하고 있는 사람이 의외로 많은 것 같다.

하지만 치매와 노화는 다르다. 나이를 먹으면 누구나 체력, 내장의 힘, 이빨이나 눈의 쇠약, 어떤 의미에서는 미모도 나이와 함께 떨어져 간다.

뇌 기능도 완전히 같다.

이렇게 해서 뇌에 조금만 쇠약한 기미가 나타나도 초기단계에 발견하여 치료에 들어간다면 간단히 원래 상태로 되돌아간다.

즉 치매의 조기발견은 치매를 치료해 나가는 가장 중요한 실마리가 된다고 할 수 있다.

치매가 아니고 단순히 노화라고 한다면 그것은 이미 방법이 없다. 불로초를 먹은 것도 아닌데 70세에 20대의 젊음으로 있으려고 한다면 그거야말로 당치않은 것이다.

노화 정도가 연령에 상응하는 평균치보다 좋으면 오히려 기뻐해야 할 일이다.

일본의 후생성에서는 수 년 전까지 치매 환자는 일본 고령자 인구의 4퍼센트라든가 5퍼센트라고 발표했다.

최근은 80대가 되면 그 4분의 1이 치매에 걸려 있다라고 바뀌고 있다.

하지만 정부 발표에 대한 뒷받침이 되는 정확한 테스트 따위는 아무것도 하지 않는다는 게 일본 의사들의 견해이다. 그것은 우리나라도 마찬가지가 아닐까 싶다.

치매 치료에 일가견을 갖고 있는 HM 의료팀들의 견해로는 일본내의 노인성 치매환자는 후생성 발표보다 적어도 3배 이상은 된다고 한다.

이만큼 차이가 있는 것은 치매의 단계에 대한 인식이 완전히 다르기 때문일 것이다.

치매를 중증의 증상만으로 보고 있을 뿐이라면 국가의 치매 대책으로서는 증상의 결과에 대한 처리에만 주의를 하게 될 것이고 그에 따라 치매 노인끼리 합숙하게 하는 '치매의 집'이라든가 '노인 수당'등으로 치매 노인을 돌보는 것에 대한 금전적 구제로만 발전하게 되므로써 치매의 근본적 개선을 위해서는 별다른 대안이 제시되지 않기가 쉬울 것이다.

그보다 치매란 무엇인가, 치매에 걸리지 않기 위해서 어떻게 하면 되는 것인가 등으로 방향을 바꾸어 대책을 다시 세우는 편이 현명하다고 그들 HM 의료팀은 생각하는 것이다.

우선 그 편이 훨씬 즐겁다.

치매에 걸려 버린 사람 돌보기도 중요한 문제지만 그 이상으로 중요한 것은 치매예방과 치료할 수 있는 시기에 발견하는 것이다.

즉, L박사 이하 의료팀이 우려하는 것은 극히 초기 단계의 치매로써 그것을 방치해 두면 이윽고 중증의 치매 환자가 되는 경우, 다시 말해 치매 예비군이다.

치매 문제를 어렵게 만들고 있는 것은 중증의 치매밖에 보고 있지 않기 때문이다.

제 3 장

치매의 기준

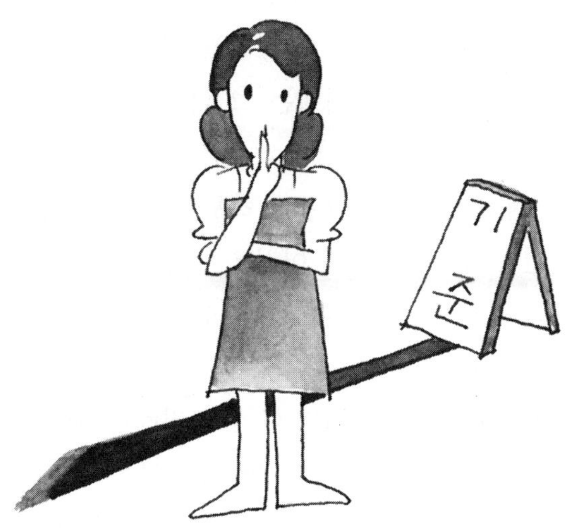

□ 치매의 기준

같은 치매라도 가벼운 치매와 조금 더 발전할 치매, 그리고 중증 치매로 정도가 여러가지이다.

의사들 사이에서는 의학적 용어로 그것을 전(前)치매, 중도(重度)치매라고 하는데 여기에서는 알기 쉽게 소(小) 치매, 중(中) 치매, 대(大) 치매로 부르기로 한다.

지금까지는 이 중의 대치매만을 치매라고 불러왔다. 그런데 치매의 진행에는 개인차가 있어 늦거나 빠르거나 환경의 변화로 급격히 떨어지거나 반대로 치료되거나 멈추기도 한다.

어쨌든 보통이라면 뇌기능은 조금씩 떨어져 가서 개인차를 생각해도 대치매가 되기까지에는 그 나름대로의 시간이 걸린다.

어제까지 정상적이었던 사람이 하룻밤 사이에 갑자기 대치매가 되는 일은 없다. 깨닫기 어려울 만큼 조금씩 이상해져서 그것이 쌓이고 쌓여 어느날 갑자기 이상한 행동을 저질러 주위 사람을 놀라게 한다.

물론 남편이나 부인을 잃었다든가 퇴직해서 생활이 변했다든가 그런 환경변화가 치매의 진행을 재촉하는 경우는 있지만.

그렇다쳐도 대치매까지 수직으로 낙하하는 게 아니라 그 과정이 있어 아무래도 치매에 걸린 게 아닐까 하고 주위 사람이 느끼는 시기가 반드시 있다.

그때가 바로 승부의 갈림길과 같은 순간이다. 중치매까지라면 치료할 수 있고 대치매라도 아직 초기단계라면 치료할 수 있는 가능성은 남아 있기 때문이다.

HM의료센터를 찾아온 사람 중에 L박사로부터 "당신은 치매에 걸렸어요."라는 말을 들은 사람은 그다지 비관하지 않아도 된다고 한다.

왜냐하면 L박사가 치매라고 말하는 것은 치료가 쉬운 극히 초기 치매에 지표를 두고 있기 때문이다.

연령에 정해져 있는 수준에서 조금이라도 떨어져 있으면 치매라고 한다. 대치매만을 치료대상으로 삼고 있지 않기 때문이다.

치매를 치료하기 위해서는 그 기준을 확실히 파악하여 레벨에 맞는 최적의 방법을 취해야 한다.

어느 정도의 치매인지를 알기 위해서는 하마마츠방식을 취하는 것이 최상이지만 아무리 간단하다고 해도 그것을 하는 데에는 역시 숙련된 테스터(시험을 실시해 주는 사람)가 필요해서 익숙치 않은 사람이 간단히 할 수 있는 일은 아니다.

그래서 비전문가도 손쉽게 빨리 알 수 있는 치매의 기준을 소개하고자 한다.

그러나 이것은 하마마츠 의료팀이 사용하는 질문을 응용한 것이므로 그저 쉽게 생각해서는 안 되며 이 항목을 응용하여 현재 자신의 뇌기능 정도를 점검해 보는 것도 좋을 것이다.

30항목의 질문중 (1)부터 (10)까지의 항목에 3~4개 적용되면 치매 초기단계, 즉 전(前)치매, 나아가서 (11)부터 (20)까지 중 3~4개 있으면 경증치매, 더욱 나아가서 (21)부터 (30) 중 3~4개 적용되면 중증치매가 된다.

• 치매를 진단하는 30항목의 기준표

항목	행동 내용이나 실태	비 고
1	무표정, 무감동의 경향을 볼 수 있다.	1~10까지의 항목 중에서 3~4개에 해당되면 전(前) 치매, 즉 치매 초기이다.
2	멍한 경우가 많다.	
3	삶의 보람이 없다.	
4	끈기가 없다.	
5	창의적인 생각이 없어지고 획일적이 된다.	
6	'오늘은 이것을, 내일은 저것을'하는 식으로 하루 계획을 세울 수 없다.	
7	일을 척척 처리할 수 없다.	
8	반응이 느리고 동작도 굼떠진다.	
9	같은 얘기를 반복해서 하거나 묻거나 한다.	
10	상대의 의견을 묻지 않는다.	
11	몇번 가르쳐 주어도 날짜를 되묻는다.	10~20 까지의 항목 중에서 3~4 개에 해당되면 경증이나 중간 정도의 치매라고 판단한다.
12	차림새에 둔감해진다.	
13	지금까지 할 수 있던 간단한 일을 할 수 없다.(빨래 개키기, 쓰레기 버리기, 풀 뽑기, 청소 등).	
14	가스, 욕실의 수도꼭지, 전기 등의 끄기를 잊어버리는 사례가 눈에 두드러진다.	
15	요리를 잘못하게 되고 간도 이상하게 해서 요리솜씨가 달라졌다.	
16	약을 정확히 먹을 수 없어서 가족이 챙겨 주어야 한다.	
17	계절이나 목적에 어울리는 옷을 고르지 못한다.	

항목	행동 내용이나 실태	비 고
18	어제의 일을 완전히 잊어버린다(예컨대 어제 있었던 모임에서의 일을 잊는 것이 아니라 모임이 있었던 자체를 잊어 버린다).	
19	돈이나 지참물을 둔 장소를 잊어버리고 '도둑 맞았다' 고 소란을 피운다.	
20	간단한 계산을 못한다.	
21	식사를 했다는 사실을 곧 잊어버린다.	20~30 까지의 항목 중에서 3~4 개에 해당되면 중증의 치매라고 판단한다.
22	상의에 발을 끼거나 바지에 팔을 끼거나 해서 혼자 옷을 입지 못한다.	
23	더러운 속옷을 그대로 계속 입고 있다.	
24	함께 살고 있는 가족의 이름이나 자신과의 관계를 모른다.	
25	전에는 샤워를 자주 했는데 이상하게 씻는 것을 싫어하게 되었다.	
26	가끔 집이 어디에 있는지를 몰라서(혹은 잊어버려서) 길을 잃는 경우가 생긴다.	
27	가정생활(목욕, 식사, 배변)에 도움이 필요하다.	
28	혼잣말을 중얼중얼 반복하는 일이 많다.	
29	아무도 없는데 '저기에 누군가 있어'하면서 사람이 있다고 한다.	
30	대소변을 변기에 가리지 못하고 실수를 하게 되고 또 그때에 적절한 처치를 하지 못한다.	

하마마츠방식에 의한 특성과 생활실태의 조사 데이타를 컴퓨터처리해서 지표가 되는 전형적인 것을 산출하여 쉬운 표현

으로 바꿔 놓은 것이므로 비교적 잘 맞을 것이라고 본다.

정상부터 소(小)치매까지라면 본인이 대답하고 중(中)치매를 넘으면 본인의 생활실태를 잘 알고 있는 가족이나 주위 사람 등에게 대답하게 한다.

이것으로 우선 치매 각 단계의 대체적인 느낌은 파악했을 것이다.

□ 소치매(치매 초기)

조금 더 자세히 구체적으로 치매 각 단계에 대해 살펴 보고자 한다.

소치매란 어떤 상태인가.

가정생활에는 일단 아무런 지장이 없다. 그런데 집밖을 나가면 순식간에 여러가지 실수를 저지른다.

사회생활이 아무래도 원활하지 못하다. 일을 척척 처리할 수 없고 미래 예측이 엉성하다.

이래서 주위의 믿음을 얻지 못하게 되는 단계가 된다. 구체적으로 무슨 일이 일어날까.

우선 의욕이나 호기심이 생기지 않는다. 본인의 모습만 봐도 그것을 잘 알 수 있다.

동작이나 말투가 둔해진다. 무표정이나 무감동의 경향이 강해진다. 끈기가 없어진다. 최근의 일을 잘 잊어버린다. 한가지 일을 하면 다른 일이 소홀해진다. 얘기가 지겹도록 길어진다. 같은 얘기를 반복해서 하고 또 한번 물어 본 얘기를 여러번 질문한다.

자신의 일이라도 남에게 의지하기 쉬워진다. 새로운 일이나 도구에 쉽게 익숙해지지 못한다. 때문에 고집이 세어져서 타인의 의견을 들으려고 하지 않는다. 옷차림이 좀 칠칠맞아지거나 면도 자국이 남아 있거나 한다.

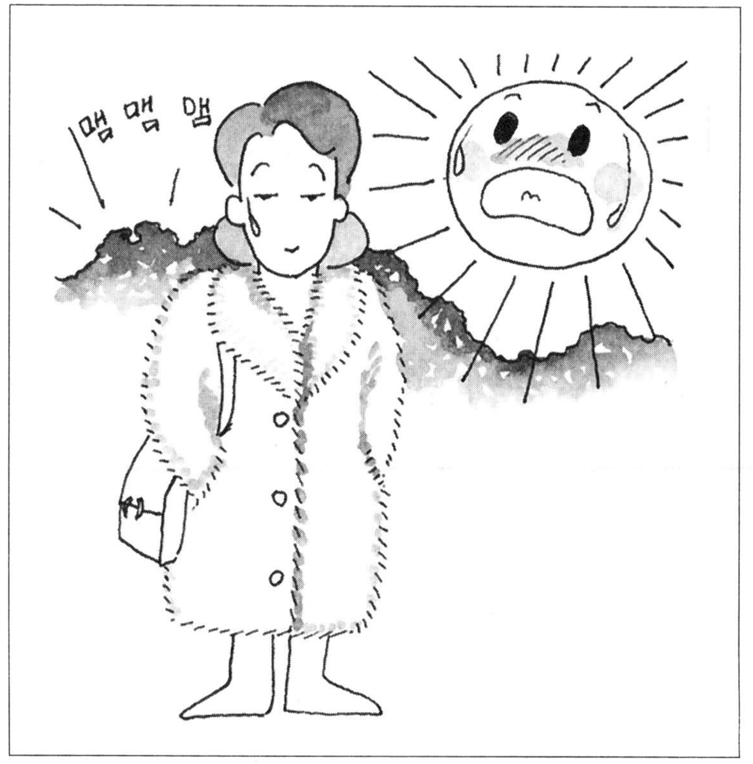

사실 이런 모든 현상들은 모두 전두엽의 작용의 쇠퇴로 일어난다.

나이를 먹으면 당연히 기능은 쇠약해져 간다. 그것은 어쩔 수 없다. 단, 그래도 연령에 맞게 쇠약해져야 하는데 평균 레벨 이하로 내려가는 것이 여기에서는 문제다.

제3자의 눈에도 알 수 있을 만큼 떨어져 있으면 '가나 줍기 테스트'를 해보면 반드시 테스트 결과로 그 뇌기능을 알 수 있다.

치매 초기 증상의 유무를 판단할 수 있는 쉬운 기준은 '멋'이다. 즉 멋에 대한 감각이 있는가, 없는가를 보는 것이다.

'저런 나이값도 못한다'고 하는 것은 유교적인 관념이 강했던 옛날 얘기다.

멋은 자신의 연출, 자기 주장이다. 고급화장품을 갖추고 비싼 옷을 입는 것이 멋은 아니다.

항상 남방셔츠에 양복바지이지만 청결하고 산뜻한 이미지를 주위 사람에게 주고 있는 할아버지는 멋지지 않는가.

일상의 그런 아무것도 아닌 연출이야 말로 멋의 진수가 아닐까. '멋을 내야지' 하는 마음의 의욕은 적당한 기분 좋은 긴장도 만들어내고 있을 것이다.

인생을 즐긴다든가 멋을 부리는 것은 나이와 아무 관계가 없다.

물론 남성이든 여성이든 관계없다. '가나 줍기 테스트'의 성적이 조금 나쁘더라도 멋은 낼 수 있고 또 필요하다. 그보다 멋을 부리고 있는 동안은 당신의 전두엽은 이상이 없다는 것이다. 마음껏 멋을 내도록 하자.

그 다음은 식사의 문제이다.

매일 먹는 끼니라고 해도 매일 일정한 메뉴만 만들면 뇌의 활동에 별다른 도움이 되지 않는다. 너무 바빠서 인스턴트 라면을 먹는다고 했을 때도 야채나 달걀, 소세지 등을 매번 똑같이 그 속에 던져 넣는다는 것은 전혀 좋지 않다.

좀 성가시겠지만 오늘은 맛있는 음식을 만들어 보자고 의욕적으로 도전하는 것이 매우 중요하다.

시간이 없지만 한정된 시간이라도 어떻게든 해 보려는 사람은 뇌를 최대한 이용하여 쓰고 있는 셈이 된다.

가능한 한 쉽고 영양의 균형이 잘 잡히고, 게다가 맛있는 식사를 만들기 위해서는 어떻게 해야 될까, 이런 과정을 설정하고 하나 하나 처리해 나가는 것은 매우 중요하다.

그래도 여러 가사중에서는 가장 지적인 창조성을 발휘해야 하는 고도의 작업이 바로 음식 만들기이다.

끼니를 준비할 때 꾀를 부려서는 안 된다. 이 작업에는 요즘의 회사 업무에서는 좀체로 맛볼 수 없는 가깝고 확실한 달성감이 있기 때문이다. 맛있는 식사는 자신은 물론이려니와 가족까지도 즐겁게 만든다.

치매는 머리가 좋은 사람이나 나쁜 사람, 부자나 가난 따위와는 전혀 관계없다.

아무리 위대한 사람이라도 매일의 일에 창의가 없어지고 몸도 움직이지 않아도 되어 무난하게 매너리즘에 빠지면 순탄하게 치매에 걸려 갈 뿐이다.

몇년이나 내버려둔 책장의 책에 먼지가 쌓여 가는 것과 같다. 책이라는 것은 읽지 않으면 아무 가치도 없고 가령 읽지는 않더라도 적어도 바람이라도 통하게 해 줘야 한다.

집에 틀어 박혀서 나오지 않고 있는 사람이 있다면 우선은 햇볕 쏘이기, 즉 산책부터 해볼 것을 권한다.

□ 중치매(경증치매)

어쨌든 이 중(中)치매나 대(大)치매의 초기까지라면 치매가 치료될 가능성이 있다. 물론 소치매의 단계가 훨씬 치료되기 쉬우며 이것보다 더 좋은 것은 치매에 걸리지 않는 생활이다. 그것이야말로 중요하지만 이 레벨을 간과하면 되돌이킬 수가 없다.

마치 술취해서 비틀거리는 사람이 전철 플랫폼의 노란 선에서 아슬아슬하게 비틀거리고 있는 것과 같다.

본인보다도 주변 사람들의 주의가 치료의 성패를 결정한다. 이 단계라면 자신이 치매라는 사실을 깨닫지 못한다.

중간 정도의 치매는 일반적으로 우리들이 경증(輕症)치매라고 부르는 단계이다.

자신 주변의 일은 일단 할 수 있다. 주위 사람에게 폐를 끼치는 정도의 일도 별로 없다.

그러나 사물의 이해력, 판단력이 전체적으로 떨어진다. 가정내의 일, 예를 들면 끼니 준비가 몹시 서툴러지고 세탁, 정원 손질 등도 만족스럽지 못하게 된다.

이중 특히 끼니 준비가 문제이다.

매워서 도저히 먹을 수 없는 반찬을 만들어 가족은 젓가락도 댈 수 없는데 본인만은 아무렇지 않게 먹는다.

소금간이 돼서 도저히 먹을 수 없는 반찬을 만든 경험은 한두번은 누구에게나 있을 것이다. 보통이라면,

"미안해요. 오늘은 좀 매웠죠. 물 드릴까요."

라든가 할 것이다.

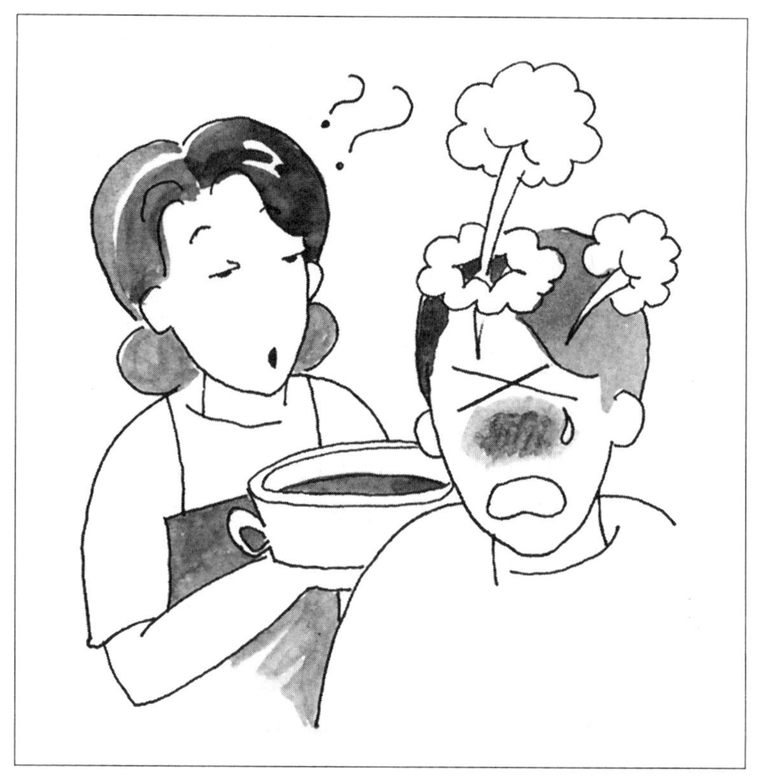

그것을 아무말도 없이 먹는 것 같으면 이것은 분명 이상하다.

영양학 선생에게 물어보면 노화로 인한 미각의 변화는 우선 짠 맛의 강도가 떨어지는 것부터 시작된다고 한다.

된장국을 만들어도 가족의 입에는 뭔가 맛이 이상하다. 아무래도 간이 맞지 않는 것 같은 느낌이 들게 된다.

그런가 하면 이번에는 된장국이라면서 중요한 된장이 들어있지 않다. 밥의 물 조절이 이상하다거나 밥은 아직 산더미같이 남아 있는데 또 밥을 짓는다.

세탁은 비교적 치매가 깊어질 때까지 할 수 있다. 그런데 말린 세탁물을 거두어 들여서 개키기 시작하는 데부터 이상해진다.

개키는 방법이 엉성해진다. 원래 좀 덜렁거리는 사람이라면 그렇다고 하겠지만 여느때는 그렇게 반듯하게 개키던 어머니가 갑자기 그런 행동을 보이면 그때는 이미 치매가 진행되고 있는 것이다.

게다가 개킨 세탁물 정리도 할 수 없다. 남편 속옷, 손자 속옷, 자신의 속옷이라는 식으로 나눌 수 없다.

이불을 말려서 거두어 들이는 것까지는 할 수 있다는데 보통 그것을 까는 방으로 구별을 해서 옮길 수 없다.

그 근처에 거둬 들인 채 놓아 둔다. 아무리 설명을 해줘도 막상 시키고 보면 그것을 할 수 없다.

정원 손질도 그렇다. 풀을 뽑고 있나 싶으면 꽃의 묘종까지 뽑거나 한다. 콩을 재배하는데 씨를 뿌렸다 쑤셨다 한다.

그날의 날짜나 시간, 자신이 있는 장소를 반정도 모르게 된다.

"오늘은 몇 월입니까?"하고 물으면 중(中)치매 정도라면 그럭저럭 정확하게 대답할 수 있다.

그러나 "몇 일입니까?"하고 물으면 선뜻 대답이 안 나온다. 누구에게나 착각이라든가 관심이 다른 데 가 있어 하루나 이틀 빗나갈 수는 있다. 그것은 괜찮다.

하지만 한번 다시 생각하면 "아, 그래 그래, ○일이었어."하고 정답을 얘기하는 것이 보통이다.

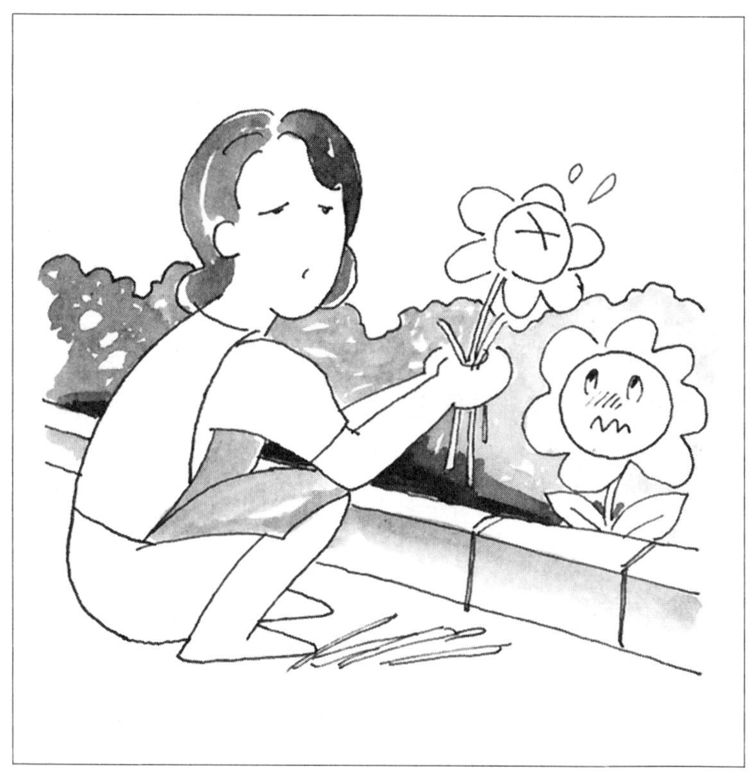

중치매는 맨처음에 "일"에 대한 감각이 떨어진다. 더욱이 중치매 중에서도 상태가 나쁜 사람은 자신이 있는 장소를 모르게 된다.

예를 들면 자신의 집에 있는 할머니가 저녁무렵이 되어 갑자기 "이만 돌아가 보겠습니다."라고 말한다. 이것은 완전히 치매가 깊어지기 일보 직전의 상태라고 할 수 있다.

이 밖에 남이 시키지 않으면 아무것도 하지 않게 된다. 목욕탕에서 나와도 스스로 옷을 골라 입을 수 없게 된다. 벨트구멍을 하나 잘못 끼우거나 바지 지퍼가 열려 있다든가 자질구레한 문제가 자주 발생하게 된다. 그 중에서도 양복을 입는 방법이 이상해진다.

소치매라면 복장이 단정치 않다고 해도 양복소매 밑으로 긴 소매의 셔츠가 흘끗 보이는 정도인데 비해 중치매는 긴소매의 셔츠 위에 겹쳐서 반소매의 상의를 입는 등 그저 혀를 차게 할 만큼 칠칠맞게 변한다.

옷을 앞뒤로 바꿔 입거나 더러운 속옷 위에 새 속옷을 입거나, 한여름에 털스웨터를 입거나 한겨울에 얇은 옷을 입고 떨거나 한다. 다시 말해 자신이 있는 장소나 사물의 위치, 시각이나 계절 인식이 뒤죽박죽이 되어 있기 때문에 일어나는 슬픈 현상인 것이다.

이때 가족은 이상하다고 생각한다. 그래도 한편으로는 그것도 나이 탓으로 생각해 버린다. 자신 주변의 일은 그래도 어떻게든 하고 있기 때문이다.

치매라고 하면 배회하거나 밤낮을 구별못하거나, 먹고 있으면서도 안 먹었다고 소란피우거나 흔히 듣는 그런 이미지가 있어 거기에서 보면 중치매의 사람들은 어딘가 이상하지만 그 정도는 아니다.

이런 때 하마마츠 방식으로 테스트를 하면 금방 알 수 있게 된다는 것이다. 사실 그런 사례도 많았다고 한다.

계산을 할 수 없거나 미아가 되거나 물건을 도둑맞았다고 소란 피우거나 하는 것은 요즘 주변에서 흔히 듣게 되지 않았는가.

왜 그런지 모르겠지만 할아버지 중에서 물건을 도둑맞았다고 소란피우는 경우는 거의 없다.

자신의 집인데 "돌아가겠습니다"하고 말하거나, 물건을 도둑맞았다고 소란피우는 것은 거의 여자이다.

그것이 할머니라면 물건을 훔친 범인은 으레 "우리집 며느리"가 된다. 하지만 여기에서 오해해서는 안 된다. 이 경우의 범인은 대개 피해자라고 스스로 믿고 있는 할머니에게 있어서 특별한 의미가 있는 사람이기 때문이다.

특별한 의미라고 해서 고부간의 전쟁 연장으로 생각할 필요는 없다. 예를 들면 어린 아기가 잠이 덜 깨거나 해서 떼 쓰며 주위 사람을 때리거나 할 때 엄마를 치는 경우는 있어도 옆의 아주머니를 치지는 않을 것이다.

그것과 마찬가지이다. 아이에게 있어서 엄마는 가장 애착이 있는 특별한 의미를 가진 존재로 아이는 엄마를 때림으로써 엄마에게 응석부리고 있는 것이다. 인간이란 정말로 불가사의한 동물이다.

범인으로 몰린 며느리는 지능레벨이 아이와 같이 떨어진 시어머니에게 있어서 매우 중요한 사람, 즉 자신의 친정 어머니와 같은 사람으로 여겨지고 있다.

"너만 믿는다"라고 평소 순순히 며느리에게 말할 수 없는 어머니의 굴절된 응석인 경우가 많다.

그 증거로 만일 시어머니가 우리집 며느리는 심술궂고 믿을 수 없다고 진심으로 생각하고 있다면 "이 집은 근래 소란스러워졌다. 누군가가 들어와서 물건을 훔쳐 간다"라고 말한다.

범인이 없어진다. 즉 특별한 의미를 가진 사람이 집안에 없고 믿는 중요한 대상이 없기 때문이다.

따라서 이때 며느리는 "범인" 취급하는 시어머니를 있는 그대로 보지 말고 자신이 그 시어머니의 어머니가 되어 준다는 마음으로 여유를 가지고 받아 들이며 좋다.

기억력이 나이와 함께 좋아졌다고 자신있게 말할 수 있는 사람은 없을 것이다.

텔레비젼을 보고 있어도 아, 그탤런트는 알고 있다. 이 프로그램에 이런 역으로 나왔고, 다른 방송국 프로그램에서도 얼굴을 기억하고 있는데 이름은 생각나지 않았던 경험을 다 했을 것이다.

꽃 이름을 기억할 수 없다거나 냉장고를 열었는데 무엇을 꺼낼지 잊어 버린다. 그리고 씽크대 앞으로 가서야 그것이 무엇이었는지 곧 알게 되는 경우도 있다. 2층에서 내려와 응접실에 서서는 무엇하러 왔는지 잊어 버린다.

포기하고 다시 계단을 되올라간 후 생각이 나는 경우도 있다. 물건 사러 가서 돈을 냈는데 산 물건을 갖고 오는 것을 잊어 버린다.

내일 회사에 갖고 가려고 현관에 일부러 놓아둔 실내화를 나갈 때에는 맥없이 잊어 버리거나 한다.

하지만 이 정도는 안심해도 된다.

이 정도의 실패는 치매가 아니다. 그럼 어느 것이 치매라는 말인가.

위의 예들은 단순한 노화 현상이다. 자신이 어딘가에 물건을 두고 잊어 버린 것을 깜박하고 영수증이 없어졌다거나 통장이 없어졌다고 큰 소동을 부리는 경우가 있어도 그것이 1년에 1, 2번 정도라면 완전히 정상이다.

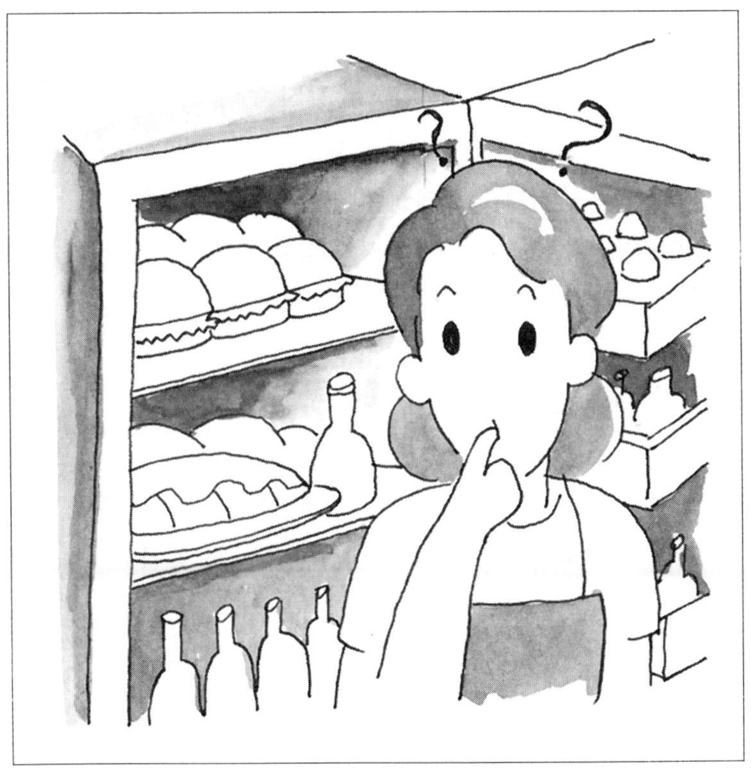

문제가 안 된다. 단순한 노화와 치매와는 확실히 구별해 주어야 한다.

정상인의 자연스런 노화가 조금도 이상하지 않은데 비해 치매는 이상해서 치료의 대상이 되기 때문이다.

같은 건망증이라도 중치매에는 이런 특징이 있다.

예를 들면 어제 잘 아는 사람과 막 만났는데 오늘 또 만나서 그 얘기가 나왔을 때 "아니, 나 어제는 집에서 아무데도 안 나갔어요."라고 말한다. 어제의 일은 깨끗이 잊어 버리고 있는 것이다.

장롱속을 부스럭거리며 매일밤 중요한 증서를 찾고 있다는 것도 이상하다. 단순한 건망증을 치매의 시작으로 믿는 것은 다소 지나친 얘기이지만 건망증이 몹시 눈에 띄기 시작하면 치매는 이미 진행해 있다고 봐야 한다.

그 상태에 주의해서 위에서 말한 것 같은 황당한 경우의 건망증이라면 그 경우엔 이미 치매가 심각한 데까지 진행해 있다고 할 수 있을 것이다.

□ 대치매(중증치매)

치매의 최종단계가 중증(重症)치매이다. 대(大)치매라고 해도 자잘한 단계를 거쳐 보다 심각한 증상으로 떨어져 간다. 우선 사회적 존재로서의 인간다움이 없어지고 유치원에 들어가기 전 정도의 지능레벨이 됨과 동시에 결국은 몸을 움직일 수 없게 되어 누워만 있게 되어 버린다.

대치매에서 가장 기준이 되는 것은 사람에 대한 어림짐작이 없어져 버리는 것이다.

"어디의 어느 분인지 모르지만 친절히 대해 주셔서 정말감사합니다."라고 자신의 딸에게 말한다.

말하는 상태 자체만 보면 정확한 것 같은데 상대가 누군인지의 인식이 결여되는 것이 특징이다.

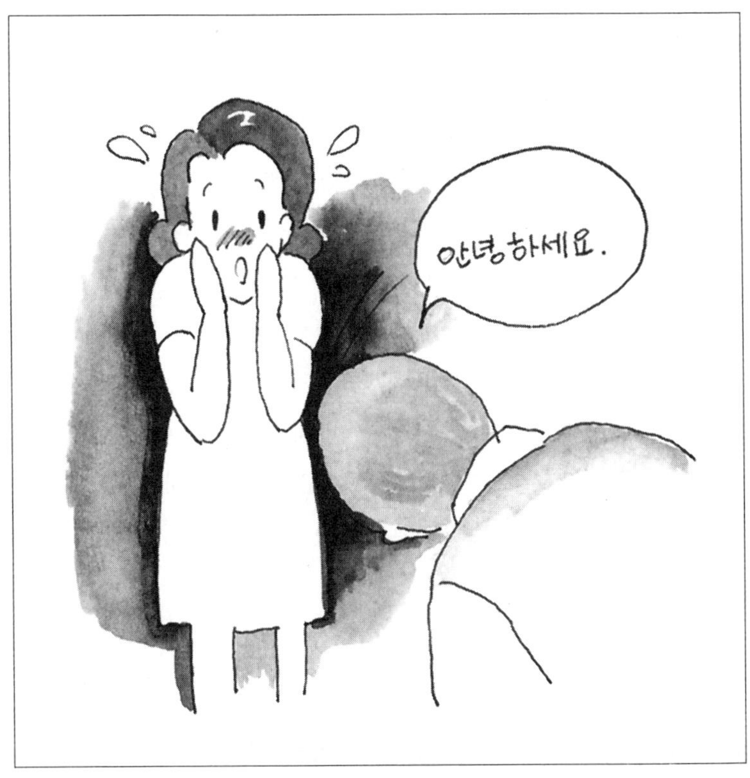

그런데 아무래도 이상하다고 생각한 딸이 주의를 주거나 하면 "넌 젊으니까 노인이 하는 말의 의미를 아직 잘 모를 것이다."라고 똑바로 타이르거나 하기 때문에 치매를 인식하는 것 자체는 정말로 어려운 일이 되는 것이다.

특히 사회적 지위도 있고 프라이드도 있는 사람이라면 그럴듯한 논리를 늘어 놓거나 능숙하게 변명하는 기지도 발휘한다.

그렇게 임기응변에 뛰어나면 소치매부터 대치매까지 증상이 진행해 있어도 단순한 노화로 밖에 보이지 않는다. 그러나 가족을 잊어 버리는 것 같으면 이미 대(大)치매의 초기 정도로 벼랑끝이라는 지점까지 발을 내딛고 있는 것이다.

누구나 자신의 부모가 치매에 걸리는 것은 슬플 것이다. 따라서 치매라고 생각하고 싶지 않을 것이다. 아무래도 이상하다. 하지만 아직 정상이라고 가족의 마음은 계속 흔들린다. 그것을 정확히 이해하고 급브레이크를 걸어야 한다.

그러기 위해서는 물론 두뇌의 작용을 조사할 필요가 있다. 이상한 것 같으면 즉시 병원에 데려 가도록 한다.

"그런 곳에 내가 왜 가야 해. 난 치매환자가 아냐."라고 자존심이 강한 사람이라면 화를 낼지도 모른다. 하지만 그 때는 가족이 달래거나 치켜세우거나 하면서 강한 애정의 힘을 빌어 진단을 받으러 가야 한다.

이렇게 해서 누워만 있게 되기 전의 대치매가 나타나는 실태를 보면 말은 일단 훌륭하게 할 수 있지만 그 말의 내용이 이상하거나 판단력이 저하되고 있다는 것을 알 수 있다.

즉, 외양만 어른이고 일상적 생활행동은 3살바기 어린애와 같다. 따라서 아무리 말을 잘해도 혼자서 도저히 집을 지킬 수 없다.

대치매의 두번째 기준은 무엇을 해도 가족의 손을 빌어야 한다는 것이다. 배회, 난폭행위, 망상에 근거하는 행동, 용변실금, 변을 갖고 노는 등, 여러 가지 이상행동이 있을 수 있다.

흔히 듣는 이상한 생활행동은 더러운 속옷을 장롱에 넣거나 하는 것일지도 모른다.

대소변을 화장실 이외의 장소에 마구 보거나 벽에 바른다.

극단적인 경우의 어떤 치매 환자는 대변이 묻은 속옷을 냉장고에 넣고 있었다.

이런 상태가 한동안 계속되어 가도 그대로 내버려 두면 끝내는 누워만 있게 되어 버린다. 눈은 뜨고 있어도 이미 인간적 활동은 정지해 버린다. 보이지도, 들리지도, 인식하지도 못한 채 더구나 식물인간과 같이 살아만 있는 상태가 된다.

□ 치매의 실제 사례

치매 각 레벨의 감각은 이상으로 대강 파악했으리라고 본다. 그럼 실제 사례를 몇 가지 구체적으로 살펴 보면 다음과 같다.

① 전 고등학교 교장 선생님으로 63세의 남성

55세때에 공립고교 교장직을 퇴직하고 사립고교로 가서 60세까지 교단에 섰던 사람이었다.

그 후 자택에서 유유자적한 생활을 보냈다. 성격은 근엄성실한 타입이었다. 가정에까지 일을 갖고 들어왔다고 한다. 취미는 전혀 없고 스포츠도 거의 한 적이 없었다.

영화, 텔레비젼 등은 타락의 원인이라고 해서 젊은 시절부터 거의 보지 않았으며 도박장 앞은 빠른 걸음으로 지나치는 편이었다.

자기도 모르게 한숨이 나올 정도로 미련하리 만큼 성실한 사람이었다.

퇴직하고 유유자적한다는 것은 그저 일벌레였던 그에게 있어서 긍정적인 이상이었다.

하지만 현실은 어땠을까. 이 사람의 경우라면 성격은 올곧고 교육과 학문에 몰두한 만큼 주위 사람은 모두 바보나 얼간이로 보여 참을 수 없었을 것이다.

그러나 주위 사람들 입장에서 보면 이만큼 고리타분하고 재미없는 노인도 없지 않을까.

상당히 아끼는 물건도 없고 특별히 마음을 터놓고 얘기할 친구도 없었다. 요컨대 상대해 주지 않기 때문에 그의 유유자적한 생활은 기껏해야 자택의 좁은 정원을 만지작거리거나 집에서 빈둥거리는 것뿐이었으리라.

그래서 세 끼니 빠짐없이 식사하고 권위를 나타내면서 가사 따위 조금도 도와주지 않고 그저 무게만 잡고 있었으므로 그의 가족들도 이미 그 사람의 성격에 포기하고 있었다.

그럭저럭하는 사이에 동작이 좀 둔해지고 표정도 없어져 가고 있었다. 그것이 바로 소치매였으며 만약 「가나 줍기 테스트」를 했다면 분명히 불합격 판정을 받았을 것이다.

혹시 치매가 아닐까 하고 가족들은 생각을 하게 되었다. 그런데 가족들이 그 얘기를 하면 어쨌든 교장 선생님이었으니까 제법 훌륭한 반론이 돌아왔을 뿐이었다.

책방에 가서 같은 책을 몇 권이나 사오거나, 책을 읽을 때 밑줄을 긋는 습관이 있어서 빨간색 펜으로 표시를 하는데 몇번이나 같은 부분을 읽느라 책이 새빨갛게 되어 나중에는 읽을 수조차 없게 되어 버렸다.

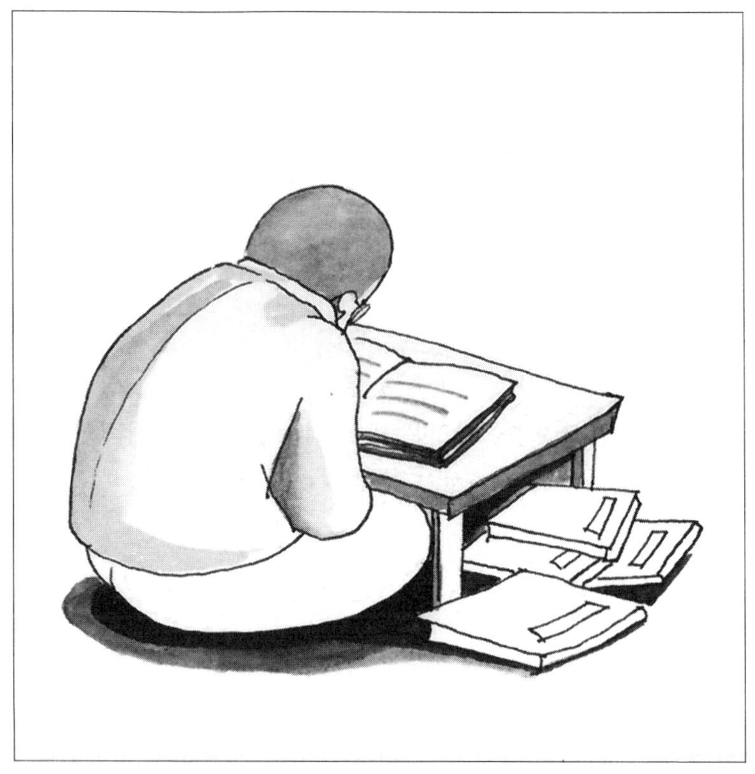

그로부터 2년 후 이번에는 파자마를 입은 채 밖으로 뛰어 나가거나, 백주에 정원에서 소변을 보게 되었다.

젊은 시절부터 버릇이 나쁜 사람은 있다. 하지만 이 사람은 원래 전인격적인 타입이라서 근엄 성실을 빼면 아무것도 안 남을 사람이다. 그대로 내버려 두면 또 한층 다른 이상행동을 볼 수 있게 되었다.

날짜 관념이 분명히 이상해졌다. 이것은 확실히 중치매 레벨이다. 또 한참 지났다. 어느 날 딸이 시댁에서 돌아오자 "어서 오세요, 누구세요?"라고 인사해서 그 딸을 경악시켰다. 이렇게 되면 이미 대치매의 특징이 나타나고 있다고 보아야 한다. 사람에 대한 어림짐작이 없어져 있는 상태가 아닌가. 위기가 눈 앞에 다가 와 있었다.

그 사람은 끝내 가족이 없는 틈을 타서 문밖으로 어슬렁거리며 나가서 홈에 떨어져 어딘가 골절한 것이 원인이 되어 결국 사망하게 되었다.

이렇게 되기까지 5년이라는 시간이 지났다. 눈 깜짝할 사이 같기도 하다. 그러나 그저 손을 놓고 구경만 했다면 긴 시간으로 여겨야 할 것이다. 이것은 또한 남성 치매의 전형적인 패턴이기도 하다. 그래서 남성의 치매가 더욱 문제가 되는 것이다.

② 75세의 할머니

이번에는 여성의 치매 패턴이다.

성격은 내향적이고 얌전한 사람이었다. 젊은 시절부터 친구가 적었다. 취미는 요 수년 거의 아무것도 갖지 않았다고 한다.

5년쯤 전까지는 재봉이나 뜨개질도 했지만 시력이 떨어져서 그만두어 버렸다. 시력이 떨어졌다든가 어깨가 결린다든가 손자 시중에 바쁘기 때문이라든가 하는 식으로 아무것도 하고 있지 않는 이유는 분명히 말했다.

운동도 아무것도 하고 있지 않았다. 텔레비젼도 한 프로그램만 보고 나머지는 멍하니 앉아서 졸고 있는 것이 보통이었다. 이렇게 지냈기 때문에 가사를 완전히 하지 않게 된 지 3년 정도 지났을 무렵 당연히 건망증도 심해져서 늘 멍하니 앉아 있게 되었다.

가족에게 폐를 끼치는 일은 없는 대신 밤중에 혼자 일어나서 저금통장을 매일 찾게 되었다.

이것은 이미 틀림없이 중(中)치매에 이른 것이다. 그 무렵 그녀는 가족의 손에 끌려 HM의료센터를 찾아갔다. 「가나 줍기 테스트」를 실시했을 때 그녀가 2분 동안에 찾은 모음은 3개였다. 2분이라고 하면 제법 긴 시간이다. 그 시간에 「모음」을 열심히 찾아서 겨우 3개였다. 더구나 문장의 의미조차 모르고 있었다고 한다.

그런데 전환의 계기가 찾아 온다. HM의료팀은 그녀에 대해 어쨌든 몸을 움직이도록 하기 위해 매일 산책을 할 것, 뭐든지 좋으니까 열중할 수 있는 취미를 찾을 것을 권유했다.

그 사람은 그 후 노인정에 다니기 시작했다. 거기에서 또래 노인들을 만나 이런저런 얘기들을 하면서 친구도 사귀게 됐고 나중에는 노인대학에도 다니기 시작했다. 그렇게 하고 있는 사이에 완전히 보통의 밝고 건강한 할머니로 변신해 버렸다.

뇌 상태가 좋아지고 있음은 반짝거리는 표정을 반영하는 눈짓으로도 알 수 있게 되었다.

게다가 산뜻한 노란색 가디건이 생기를 더했다. 생기 넘치는 할머니는 매우 아름답다. 친구 손에 끌려서 이렇게까지 호전되었다. 중(中)치매 정도에서 발견되면 이렇게 멋지게 좋아질 수도 있다.

③ 68세의 D씨

이것도 상태가 호전된 기분 좋은 사례이다.

이 사람은 처음에 중치매라는 판정이 났었다고 한다. 하지만 3년 지난 지금은 전혀 치매 환자 같지가 않다고 한다. 그런 직감은 가끔 정확해서 매우 중요한 것이다.

그런데 D씨의 특기는 수예로써 특히 자수 거축걸이는 훌륭한 작품이었다.

처음 HM 의료팀은 그 할머니의 애기를 들으며 그런 것을 만들 수 있는 사람이 치매에 걸릴 리가 없다고 생각했다. 그러나 어쨌든 D씨는 3년 전에는 분명히 치매환자였다고 한다.

"치매는 치료되는 것이라는 사실을 모두에게 알리고 싶다. 내 이름을 어디에 내도 좋다."며 D씨는 HM의료팀이 사례에 대한 출판계획을 애기하자 흔쾌히 허락해 주었다. 물론 가족들도 동의하였다.

D씨는 쌀과 차를 재배하는 농가의 주부였다. 2남 4녀를 두고 지역 부인회장도 지낸 확실한 사람이었다. 그런데 남편의 사후, 반년간 무기력한 생활을 한 후, 밤에 그만 어슬렁거리며 밖으로 나가거나 하게 되었다. 배회라고 할 정도는 아니었다. 누구에게나 그렇게 해서 실의의 시간을 보내는 경험은 있을 것이다.

그 지역은 원래 노인을 잘 돌보는 곳인데 마침 손자가 병에 걸렸기 때문에 며느리도 어머니까지는 신경쓰지 못해 어쩔 수 없이 먼 노인병원에 입원시켰다.

그러자 1주일도 채 지나지 않아 어머니는 기저귀를 차고 누워만 있게 되었다. 그 상태를 다른 곳에 시집간 딸이 보고 HM 의료센터가 있는 시내의 노인병원으로 옮겼더니 거기에서의 치료나 처치가 매우 좋았던지 3개월만에 기저귀도 떼고 혼자서 걸을 수 있게까지 되었다.

그래서 딸과 며느리들은 치매라는 것은 생각보다 빨리 오고 치료도 된다고 실감하고 있었다. 그 사이 이번에는 손녀가 아기를 낳기 위해서 친정에 돌아오게 되었다. 며느리와 손녀, 즉 여자 손이 늘어났기 때문에 D씨도 HM의료센터에서 집으로 돌아오게 되었다.

D씨가 병원에서 누워만 있었을 때는 뇌의 기능은 아마 대(大)치매 가까이까지 내려가 극도로 악화돼 있었을 것이다. 그것이 수 개월 걸려 좋아져서 HM의료팀이 찾아 갔을 때는 MMS의 성적은 22점, 즉 중(中)치매로까지 회복되어 있었다.

대개 "가나 줍기 테스트" 점수가 상승하는 것은 MMS에 비해 조금 느리다. 할머니가 돌아왔을 무렵의 손녀의 감상이 매우 인상적이었다고 한다. "마치 유치원 아이가 혼자 있는 것과 같았어요."

즉, 혼자서 집을 지킬 수가 없었다. 도시락을 준비해도 옆에 누군가가 없으면 밥을 먹을 수 없었다.

뜨개질을 하거나 수예를 하거나 말을 걸거나 산책하거나 뭐든지 부지런히 시켜 주는 것이 중요하다고 의료팀은 역설했고 그녀들은 그것을 지금까지의 실감으로 잘 이해하고 실행해 준 것이다.

딸들이 D씨에게 뜨개질 하는 법을 가르쳐 주었고 초등학교에 다니는 손자는 영어나 낱말 퀴즈 같은 것을 가르쳐 주었다. 그리고 손자와 할머니는 교환일기를 쓰기도 했다.

이윽고 증손자가 태어났다. "아기좀 돌봐주세요."라고 할머니에게 아기 돌보기를 권함으로써 할머니는 아기 돌보기도 잘 할 수 있게 되었다.

물론 지역 보건원이 정기적으로 가정방문하여 "와아 좋아졌네요"라고 격려하고 간 것도 D씨의 마음에 힘이 되었다.

이렇게 해서 3년이 지난 후의 MMS는 전회보다 6점이나 올라가서 28점, 전혀 할 수 없었던 가나 줍기 테스트도 훌륭하게 할 수 있게 되었다.

그렇게 되자 집 지키기도 할 수 있게 되었다. 혼자서 집에 있어도 전화도 제대로 받을 수 있었으며 방 청소, 세탁물 개키기, 손자나 증손자 돌보기, 곶감 껍질 벗기기, 참깨나 콩을 고르는 농가의 일, 뭐든지 해 주게 되었다. 그제서야 정말로 좋아진 것이다.

다음의 도전은 자수였다. 헝겊 걸레부터 시작해서 방석 커버 등 레파토리가 잇달아 확대되어 갔다.

"저도 만들어주세요"라고 딸들이 잇달아 주문했다. 특히, 평판이 좋은 방석 커버 등은 6장이나 만들었을 정도였다. 그러나 자수만으로 D씨가 싫증내도 안 된다. 그래서 다른 것도 만들게 했다.

어쨌든 방석 커버의 모서리 부분은 단단하기 때문에 자수바늘을 찌르는 데에는 힘이 필요하다.

"여기는 제가 해 드릴께요." 옆에서 보고 있는 딸이 차마 볼 수가 없어 말하자 건강한 어머니는 고개를 흔들며 이렇게 말했다.

"으-응, 뇌 회복을 위해 내가 해야 된대."

어떤가, 훌륭한 할머니 아닌가.

그렇다. 뇌 치료나 회복이라는 것은 그런 것이다. 그저 바느질만 한다고 해서 되는 것은 아니다.

자신이 하고 있는 일의 의미를 알아야 한다. 이렇게 확실히 자각할 수 있을 정도가 된 머리의 작용이야말로 무엇보다도 귀중한 것이다.

중(中)치매의 사람이 풀을 뜯으면 꽃 묘종까지 구별없이 다 뽑아 버리거나 하는 것은 앞에 언급했다.

그래도 D씨는 씨 뿌리기나 물주기, 퇴비, 제초 등 모두 혼자서 해치워 정원에는 아름다운 꽃이 많이 피어 있었다.

그렇게 아름다운 정원도 드물었다며 L박사는 소감을 피력하였다.

□ 치매의 인권

손을 쓸 수도 없는 중증의 치매가 되기 전의 소치매, 중치매 단계에서 치매와 인권의 관련사항을 알아 보기로 한다.

L박사는 그 예로써 일본의 나가노현 시타죠 마을의 사례를 들고 있다.

그 마을에서는 지역보건소와 공동으로 "뇌 자극훈련 교실"을 열고 온 지역 주민의 치매 예방과 치료에 큰 성과를 올리고 있다는 것이다.

이것은 선진화된 일본에서도 매우 획기적이고 고무적인 일이었으며 그것이 계기가 되어 일본내의 여러 지역에도 그와 비슷한 모임이나 기구가 만들어 졌다고 한다.

우리나라도 이제는 어느덧 고령화사회가 되어 그런 일이 결코 먼 나라의 일일 수만은 없는 요즘, 시타죠 마을의 사례는 우리에게 시사하는 바가 크다.

지역 보건소와 행정기구, 마을 주민들이 공동으로 유대관계를 맺고 치매 예방과 치료에 대처하는 것, 그것은 생각만 해도 합리적이고 효과적인 방법임을 누구나 느낄 것이다.

따라서 시타죠 마을이나 그 주변의 지역에서는 불과 2~3년 전까지만 해도 꽤 깊은 치매증세를 보여 사람들에게 화제거리가 되었던 사람이 말짱하게 회복되어 인사를 나누는 경우가 자주 있다고 한다.

그런데 이렇게 보건소와 행정당국이 그 지역 전체의 고령환자를 대상으로 한 뇌기능 활성화 트레이닝을 계획하면 선진화된 일본이라고 해도 그런 사람들을 힐난하면서 "멀쩡한 사람을 치매라고 병명을 붙여 환자 취급하는 것은 명백히 인권침해다."라고 떠드는 사람이 있다고 한다.

의료팀들은 그런 사람들이야말로 중증의 치매가 본인이나 가족에게 있어서 얼마나 비참한지를 모르기 때문에 하는 얘기라고 일소에 붙이고 만다. 치매는 무거워지고 나서보다 가벼운 동안에, 쉽게 말하자면 치매에 걸리기 전에 브레이크를 거는 편이 절대적으로 좋다.

물론 본인의 사생활을 지켜야 한다. 하지만 지혜를 모으고 연구를 하면 그 방법은 얼마든지 있을 것이다.

실제로 시타쵸 마을에서도 의사들 이외에는 테스트를 한 주민들의 치매 테스트 결과가 완전히 비밀리에 지켜지고 있다고 한다.

치매에 걸려가는 사람들을 애초에 방지하고 막는 대책 실행과 사생활 보호를 구실로 뻔히 알면서 내버려두는 경우의 두 가지를 놓고 볼 때 도대체 어느쪽이 인권을 무시하고 있다고 여겨지는가?

물론 나중의 경우라고 생각될 것이다.

이론을 붙여 치매 방지와 치매 치료를 위한 노력을 훼방하고 기피하는 것이 오히려 이상한 일이다.

만약 이런 경우가 우리나라에서도 발생한다면 이렇게 호의적인 의견을 막무가내로 막으려는 회의론자들이 분명히 있을 것이다.

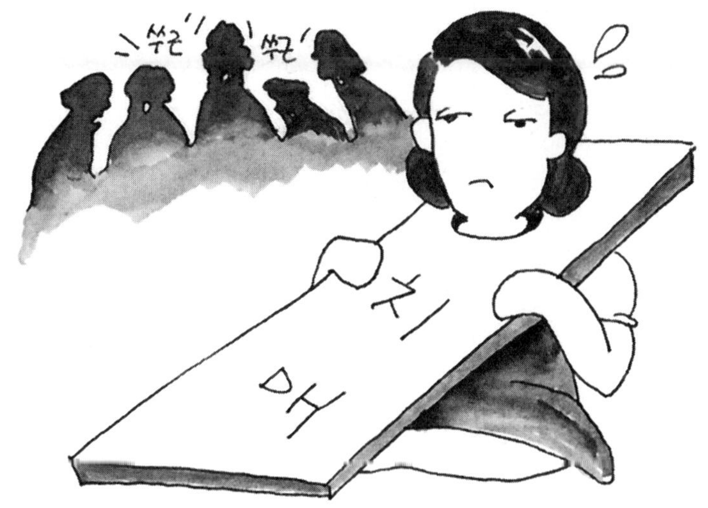

제 4 장

치매에 걸리지 않기 위해서

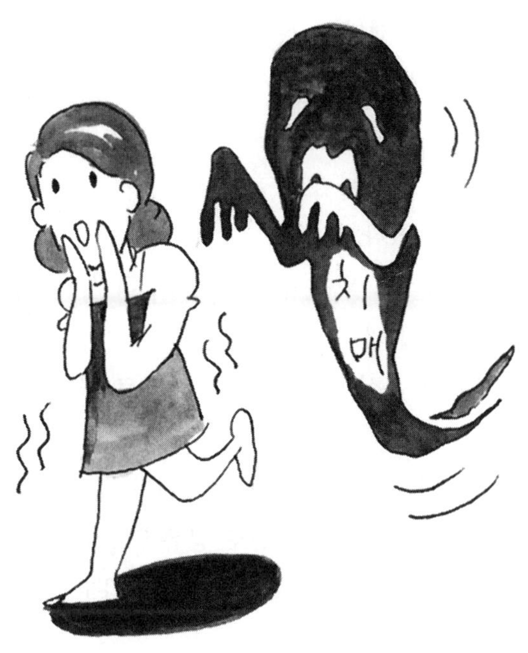

□ 치매에 걸리지 않기 위해서

장차 나이를 먹으면 치매와는 거리가 멀 것 같은 타입과 이 사람이라면 치매에 걸리지 않는다, 걸리기 어려울 것 같은 타입이 있다.

의사처럼 자신의 업무로 인해 노인성 치매의 케이스를 항상 다루고 있는 사람뿐 아니라 주의해서 조금 보는데 익숙해지면 누구나 직감적으로 그것을 알 수 있다.

치매에 걸리는 타입은 정해져 있다. 어떤 사람이 아무래도 이대로 치매에 걸리겠다는 직감은 의외로 확률이 높다. 이 책을 여기까지 읽으신 독자라면 그 직감력은 이미 체득했을지도 모른다.

치매에 걸리기 쉬운 사람의 공통점은,

① 취미가 거의 없다.

② 삶의 보람이라고 부를 수 있는 것도 없다.

③ 다른 사람과의 대화가 부족하다.

④ 운동 따위엔 관심이 없고 산책 등으로 몸을 움직이는 것조차 싫어한다.

그런데 같은 연령인데 치매에 걸리지도 않고 100세 넘어서 아직 정정한 노인의 라이프 패턴도 공통적으로 존재하고 있다. 이것은 치매에 걸리기 쉬운 타입과 정반대라고 생각하면 좋을 것이다. 즉, 다음과 같이,

① 다양한 취미, 열중할 수 있는 것을 갖고 있다.

② 들꽃만 봐도 기분이 온화해지고 매일이 즐겁다.

③ 친구, 동료 교제하는 사람이 많다.

④ 산책, 정원 손질, 수예 등등 뭐든지 좋으니까 부지런히 몸을 움직이고 있다.

왜 이렇게 두 가지 타입에 공통 요인이 있을까.

사실은 거기에도 분명한 이유가 있다. 그것을 대체적으로 설명하면 취미를 즐기는 감각은 우뇌의 기능이 담당하고 있다. 또한 무엇이 삶의 보람인지를 느끼는 것은 전두엽이 담당한다. 교제 중에서 상대의 말과 표정을 인식하고 판단하고 우뇌와 좌뇌의 기능을 잘 컨트롤해서 인간 관계를 조화시키고 있는 것도 물론 전두엽이다.

몸을 움직이는 기능은 뇌의 꼭대기 부분에 위치하며 뇌의 명령으로 몸은 움직이고 몸을 움직임으로써 뇌의 기능도 유지 발달하는 관계로 되어 있다.

즉, 뇌를 활발히 쓰고 있는 사람은 정정하고 뇌를 별로 안 쓰는 사람은 노화가 점점 빨리 진행해 간다는 사실로써 알기 쉬운 얘기다. 여기까지 확실하면 치매에 걸리지 않기 위해서는 어떻게 해야 할 것인지 자연히 답이 나올 것이다.

□ 치매에 걸리지 않기 위한 연구

치매에 걸리지 않기 위해서는 어떻게 해야 좋을까.

요컨대 뇌를 활발히 해서 즐겁고 건강하게 지내도록 유의하면 된다. 하지만 개개의 가치관이나 성격에 따라 일상생활의 디자인은 여러 가지다.

일률적으로는 말할 수 없다. 각각 구체적인 창의와 연구가 필요하지만 어디까지나 참고적인 자료로써 생활상의 주의점을 몇가지 정리해 보겠다.

① 삶의 보람이 있는 적극적인 생활을 하도록 한다. 현재의 시각이나 식사를 무심결에 잊어버릴 만큼 열중할 수 있는 것을 발견할 것. 취미, 게임, 스포츠, 뭐든지 좋다. 치매 연구가들은 특히 바둑, 장기를 치매 방지나 치매 치료를 위한 가장 좋은 방법으로 권하고 있다.

② 교제를 중요시 한다.

자신과 같은 또래의 친구는 최고이다. 그러나 연령이 다른 친구나 지인을 의식적으로 많이 만들자. 4살이나 5살 정도의 차이가 있다고 해도 무방할 것이다.

그리고 꼭 이성친구도 만들도록 한다. 이성을 그저 섹스의 상대로밖에 인식하지 않았던 사람은 의사소통과 교류가 갖는 인간적 실질에 완전히 둔감한 불행한 사람이다.

어쨌든 남녀노소 불문하고 많은 친구 사귀기 작전은 매우 효과적이다.

③ 매일 일정한 일을 반드시 한다.

일이라고 해도 사업상의 일이나 회사 업무를 말하는 것은 아니다. 밭일이나 목공일이나 난 기르기 등과 같이 계획성과 목표를 갖고 할 수 있는 것을 하도록 한다.

삶의 보람으로도 이어지도록 한다. 어쨌든 그저 지루하고 무취미하게 보내는 생활이 가장 안 좋다.

④ 정기적으로 신체를 움직일 수 있는 운동을 한다.

산책은 매우 좋은 치매 방지책이다. 그러나 대도시권에서는 마치 차의 배기가스를 마시기 위해 걷고 있는 것이나 같다. 시골은 아주 멀다. 그래도 하루 반드시 1000보 걷는 것은 몸과 머리를 환기시키므로써 밝게 해준다.

⑤ 일기를 쓴다.

편지라도 좋다. 친구나 친척에게 매일 반드시 1통씩 엽서나 편지를 보낸다거나 문장을 쓰는 습관이 있으면 좋다. 기억을 확인하고 일자를 확인하게 된다.

⑥ 외출, 여행은 자진해서 나간다.

그런데 성실한 사람이 치매에 걸리기 쉽다는 예를 앞에서 소개했다. 그런 사람들에게 공통적으로 발견할 수 있는 특성은 감성이 부족해서 그것을 담당하는 우뇌의 작용이 나쁘다는 것이다. 그럼 우뇌의 개발을 위해 어떤 방법이 있을까.

① 음악 : 듣다, 타다, 노래 부르다, 리듬을 맞추다.

② 회화 : 그리다, 바라보다, 감상하다.

③ 게임류 : 바둑, 장기, 마작, 화투, 오셀로 게임, 트럼프, 낱말 퍼즐 등.

④ 문화 강좌에 나가서 시조나 시 창작에 신경을 집중하기.

⑤ 스포츠 : 게이트볼, 테니스, 수영, 댄스, 당구, 운동경기 관람 등.

⑥ 개, 고양이, 작은 새, 금붕어 등의 사육.

⑦ 주식, 보트레이스, 오토레이스, 경마 등.

⑧ 다도, 하도, 서도 등.

⑨ 자수, 직물, 편물, 수예 등.

⑩ 원예, 분재, 야채 키우기 등.
⑪ 이성과의 교제, 여행 등.
⑫ 경전을 읽거나 성경을 외운다.
⑬ 목공예, 도자기 만들기, 조각, 죽세공 등.

□ 치매에 걸리지 않은 실제 사례

이런 식으로 치매에 걸리지 않기 위한 주의를 여러가지로 설명해도 그 내용 자체에 미리 질려서 '아니, 힘들 것 같다'고 말할 것이다.

그래서 구체적인 사례를 소개하고자 한다. 100살이 넘어서도 아직까지 정정할 뿐만 아니라 치매에 걸린 적이 없는 노인들의 사례는 '치매에 걸리지 않기 위한 감각'을 터득하게 하는데 훨씬 도움이 될 것이다.

HM 의료팀은 1991년, 동경 및 그 주변의 3개 현에서 100세 이상의 노인을 모조리 탐방, 조사하였다고 하는데 그 수가 약 800명 가량이었다.

그 중 조사를 위한 질문에 정확히 응답해 줄 만한 사람만을 선택해서 가정 방문하여 그 생활실태를 살폈다.

어쨌든 1세기에 이르는 기나긴 시간을 치매에 걸리지 않고 살아남는 그것만이라도 놀랄 일이다. 그 사람들은 자신이 하고 싶은 얘기를 분명히 할 수 있었고 논리 정연한 얘기도 훌륭하게 할 수 있는 사람들이었다. 게다가 몸이 튼튼한 것도 공통적으로 나타나는 특징이었다.

매일 산책하고 있었으므로 운동능력도 높았다. 음식물은 편식이 적었으며 고기나 유제품을 즐겨 먹는 경우도 있었다. 또한 과음은 하지 않았고 담배를 피우는 사람도 단 2명밖에 없었다.

어떤 방법으로 살고 있었을까.

여러 가지 취미를 갖고 있었다고 한다. 개개인마다 독특한 방법으로 다리 허리는 단단히 단련되어 있었고 사람과의 교류가 많았다. 게다가 플러스 요인으로 작용하고 있는 것은 왕성한 의욕이나 호기심일 것이다.

자신은 노인이니까, 라고 소극적인 생각을 하지 않았다. 물론 세상의 변화에 매우 민감했다. 좋아하는 텔레비젼 프로그램은 하나만이 아니었다.

씨름이나 스포츠, 뉴스 등 다양했다. 덧붙이자면 치매 노인들은 그 건강한 노인들과 달리 텔레비젼은 한 프로그램밖에 보지 않는다. 나머지는 그냥 켜놓고 보고 있다는 사람중에는 틀림없이 이상하게 치매에 걸린 사람이 많았다.

즉, 뇌를 확실히 써서 생활하고 있는 사람들 중에서만 정정한 100세 노인을 찾을 수 있었다는 것이다.

□ 102세의 여성

이 사람은 자신의 용돈수첩을 정확하게 쓰고 있었으며 의사들이 방문하자 1월1일부터 적어 온 것을 자랑스럽게 보여 주었다.

"계산이 정확하게 맞습니까?"하고 의사들이 묻자, 그녀는 "맞지 않는 용돈기록부를 무엇 때문에 쓰겠느냐?"며 오히려 반문을 했다고 한다.

그 할머니는 지금도 주판을 놓을 수 있고 매일 1시간의 산책도 빼 놓지 않는다. 물론 이부자리도 손수 내리고 올린다. 의사들이 찾아갔을 때 차가 나오고 과자 등이 나왔다.

할머니는 손님인 의사들에게 차를 권하면서 옆에 있는 80쯤 된 아들에게 이렇게 말했다고 한다.

"너도 먹거라."

그녀의 의식으로서는 80의 아들에게 아직도 생생한 어머니인 것이다. 의사와 얘기하는 중에도 그 할머니는 불교 경전의 한 부분을 완벽하게, 줄줄이 외워서 그 내용을 설명해 주었다.

의사들은 그녀의 놀라운 기억력에 감탄하면서 칭찬을 했는데,

"늘 그 문구를 말씀하시니까요."라고 아들이 말했다.

"그래 망령들면 큰 일이니까, 때로는 이런 것도 해 보죠"

그녀는 놀라워하는 의사들에게 그렇게 설명했다. 어떤가, 반할 만한 멋진 할머니 아닌가.

□ 치매 예방의 정기검진

원래 건강진단이라는 것은 아무렇지도 않은 때 하는 것이 보통이기 때문에 치매를 예방하기 위한 일반 검진은 1년에 1번이라는 식으로 정기화하는 것이 좋다.

이렇게 하지 않더라도 앞에서 설명한 소치매, 중치매, 대치매의 특징을 참고로 서로 항상 얼굴을 마주하는 사람끼리라면 자연히 알 수 있다.

안색을 읽는다는 것은 그런 의미에서 훌륭한 일이다. 표정을 단적으로 나타내는 얼굴은 전두엽의 작용이 잘 되고 있는 건지, 아니면 문제가 생기고 있는지를 나타내는 훌륭한 부호와 같은 것이다.

왠지 표정이 여느때보다 둔해지거나 무표정이 되거나 하면 주의를 요해야 한다.

치매는 스스로 모른다. 그러기 위해서도 친구나 동료, 가족, 주위 사람들과의 교류가 중요하다.

그래도 역시 걱정이 되니까 정확하게 앞서 설명한 것처럼 MMS 등의 테스트를 받고 싶다는 사람도 있을 것이다.

테스트를 정확히 받기 위해서는 사실, 치매를 전문적으로 연구하는 병원과 의료팀이 많아져야 한다.

그러나 우리나라에는 수도권의 1~2개 병원을 제외하고 치매 환자만을 위한 전문 연구원이나 특별 행동이 준비된 곳은 미미한 편이므로 이 분야의 관심과 배려가 절실한 실정이다.

❖ 치매와 건망증은 다르다

치매와 건망증은 분명히 다르다고 한다.

과거에 자기 자신이 경험했고 행했던 일들을 모두 잊어버리는 것이 치매라고 한다면 그런 과거의 일이나 기억들 중에서 일부만 잊어버리는 것이 건망증이다.

가령 길을 가다가 누군가 인사를 했을 때, 언뜻 이름이 생각나지 않아 얼버무리다가 집에 와서야 이름이 생각났다면 건망증이라고 할 수 있다. 그러나 어떤 사람을 만났다는 사실 자체를 잊어버린다면 치매에 속한다고 할 것이다.

그런데 최근 들어 언론매체의 정보를 통해서 치매의 일반 증상만을 보고 들은 사람들 가운데 '혹시 내가 치매에 걸린 것은 아닐까?'하고 우려하는 이가 많은 듯 하다.

하지만 서두에서도 밝혔듯이 치매와 건망증은 다르다. 치매는 기억력 상실과 함께 판단력까지 상실하는 경우가 대부분이며 심지어 현재 자기 자신이 있는 장소나 시간을 인식하지 못한다. 건망증은 어떤 일을 '깜빡'하고 잊는 횟수가 늘어나지만 판단력은 평상시 그대로이다.

대부분의 사람들이 생활속에서 겪게 되는 건망증은 뇌세포에 기질적인 어떤 병이 있어서가 아니라 무의식 때문인 경우가 많다는 것이 신경정신과 의사들의 주장이다.

사람들은 괴로운 사건을 기억하지 않음으로써 심리적인 불안과 고통으로부터 벗어나려고 한다.

이런 이유 외에도 현대인들에게 유난히 자주 발생하는 것 같은 건망증의 사례들은 '정보의 과잉'에 기인한다는 학계의 보고도 참고할 만하다.

즉, 사회가 고도로 산업화되어 우리의 두뇌가 처리해야 할 정보가 지나치게 많기 때문에 일어나는 건망증은 일회적 현상이므로 크게 걱정하지 않아도 된다는 것이다. 물론 노화현상에 따른 자연스런 기억력 감퇴도 감안해야 할 것이다. 생활이 너무 바쁘고 복잡하다면 어느 정도는 하는 일을 단순화시킬 필요가 있다고 하겠다.

제 5 장

치매를 치료한다

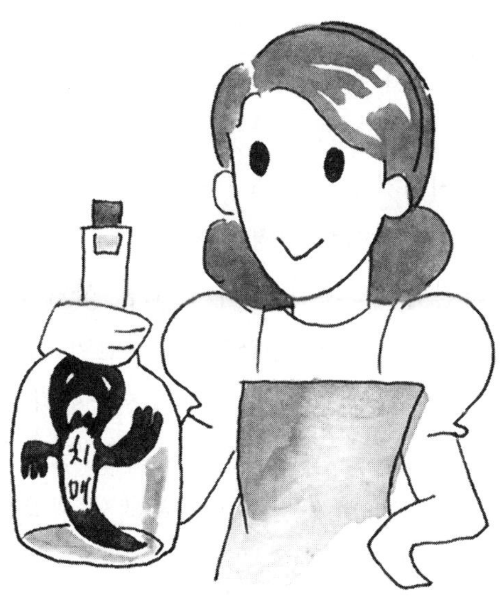

□ 치매의 여러가지 유형

한마디로 치매라고 해도 몇 가지의 타입이 있고 치료 방법도 달라진다. 그 중에는 가벼운 치매처럼 보이지만 만일 방법을 잘못하면 생명의 위기가 있는 것조차 있다. 반대로 치매가 아닌 다른 질환 증상의 치료중 그때까지 아무렇지도 않았던 사람이 치매에 걸린 것을 발견하게 되는 예도 있다.

□ 본태성 치매(알츠하이머형 치매)

소위 알츠하이머형 치매라고 불리고 있는 것이다.

HM의료센터에 오는 환자 중 약 80%가 이 타입의 사람이라고 한다. 몸의 여러가지 기능과 마찬가지로 연령과 함께 뇌도 노화한다는 사실은 앞에서 설명했다.

간단히 말하자면 그 뇌의 노화가 보통 사람들의 일반적인 평균치보다 빨리 찾아오는 상태이다. 원인이나 증상, 어떻게 예방하느냐 하는 문제는 이미 앞장에서 서술했다.

다만 치매 치료에 몸담고 있는 의사들은 '알츠하이머형' 치매와 '알츠하이머병'과는 엄밀하게 구분해서 생각하도록 각 분야에서 홍보하고 있다고 한다.

알츠하이머병은 지금도 전세계에서 연구되고 있는 바, 유전자의 이상에서 오는 병인데 부모로부터 아이에게 유전하여 40대라는 젊은 나이에 더구나 치매가 시작하면 수년간에 극도의 중증에 빠져드는 특징을 보인다.

알츠하이머병 환자의 수는 HM의료센터를 찾는 외래환자 1000명 가운데 3명에서 4명정도라고 한다. 그 수는 극히 적지만 뇌기능 회복 프로그램 등으로는 아무 소용도 없을 만큼 그 병은 빠른 속도로 진행된다고 한다.

'알츠하이머형' 치매라고 부르는 것은 뇌의 노화의 궁극적인 모양이 알츠하이머병과 비슷하기 때문에 붙여진 명칭이다.

그러나 이쪽은 물론 대응하기 나름으로 치료가 가능하고 앞서 소개한 치매에 걸리지 않는 연구, 뇌기능을 자극하는 프로그램도 매우 유효하다. 그들 의료팀의 견해로는 놀랍게도 개업의사조차 이것을 혼동하는 사람을 가끔 만나게 된다고 한다.

따라서 HM의료센터에서는 '알츠하이머형' 치매라고 혼동스러운 호칭을 쓸 게 아니라 본태성 치매라는 표현으로 지칭해야 한다고 주장하고 있다.

□ 혈관성 치매

뇌의 조직이 빠르게 노화해 버리는 본태성 치매에 대해 크고 작은 뇌혈관에 장애를 일으켰기 때문에 일어나는 치매를 혈관성 치매라고 부른다.

외과에 입원시켜서 뇌혈관 촬영, 뇌혈류 측정, LT, MRI, 정밀 신경심리 테스트 등을 한 후에 판정하는데 HM 의료팀의 리더인 L박사에게 오는 외래 환자 중 확실히 혈관성 치매라고 진단받은 사람은 1%도 없다고 한다.

정밀검사 결과 지금까지 일컬어지고 있었던 것 같은 다발경색성 치매는 거의 없고 오히려 뇌의 굵은 혈관의 흐름이 나빠지거나 막혀서 일어나는 치매가 두드러진다.

이런 때에는 혈류가 원활한 혈관을 꿰매 붙이는 수술로 개선할 수도 있다(앞의 제1부 1장의 '□ 수술로 치료한다'를 참조).

단, 그렇다고 해도 조기 발견이야말로 가장 중요하다.

뇌졸중을 일으키면 아무래도 후유증이 남는 경우가 많아 퇴원후 지금까지 즐기고 있던 취미나 교제도 그만둬 버리고 멍한 생활을 계속해 버리기 쉽다.

그대로 1, 2년 지나서 치매에 걸려 버렸을 때 의사는 어떤 패턴의 치매로 분류할까.

의사가 만일 그 사람이 뇌졸중을 일으킨 시점에서 이것은 혈관성 치매라고 결정짓고 있으면 그 증세는 개선될 여지가 있을까?

이 경우의 치매는 혈관에 장애를 받은 후의 멍한 생활 그 자체가 치매의 원인으로 즉 본태성 치매 증세가 현저해질 것임을 알 수 있다.

치매에 대한 치료면에서 보자면 이편이 훨씬 더 문제일 것이다.

여기까지 읽은 독자라면 이 상황으로 보아 이것은 본태성 치매임에 틀림없음을 곧 알 수 있을 것이다.

퇴원 후뿐 아니라 입원중에도 치매는 일어난다. 게다가 뇌졸중만은 아니다. 심장질환이나 단순한 골절 정도로 입원하고 있으면서 치매에 걸려 버렸다는 얘기도 흔히 들었을 것이다.

의사의 지시 이상으로 절대 안정을 지켜 몸도 뇌도 거의 작용시키지 않은 채 3개월이나 누워 있었다고 한다면 오히려 정말로 위험한 일이 아닐까 싶다.

움직여서 좋은 데는 확실히 움직이는 것이 중요하다. 수다를 떠는 것도 매우 좋다. 자신을 보여 준다. 노래를 불러 주거나 만일 가능하면 노래를 시킨다.

음악을 듣는다. 수예, 게임 등등 누워만 있지 말고 때로는 일어나 본다. 자동차 의자에 타 본다. 어쨌든 여러 방면으로 생각하면 가족을 치매로부터 벗어나게 해서 퇴원시키는 기쁨을 누릴 수 있다.

이렇게 생각해 보면 대부분의 치매는 병환 중에 발생했든 건강하든 멍한 생활속에서 남모르게 발생한다는 사실을 잘 알 수 있다.

혈관성 치매는 그때까지 생기발랄한 사람이 어떤 때부터 갑자기 치매 증상이 눈에 띄고 전문의들이 보았을 때 뇌 기능의 할 수 없는 일과 할 수 있는 일이 극단적으로 달라지거나 한다.

예를 들면 표정을 풍부하게 하고 싱글벙글 인사할 수 있었는데 2 더하기 3은 얼마인가 하는 계산은 못하게 된다든가 하는 식이다.

가족이나 주위 사람에게도 보통의 본태성 치매와는 전혀 다른 인상을 받는 경우가 많다. 그런 증상이 눈에 띄면 조속히 진찰을 받게 하는 것이 매우 중요하다.

□ 2차성 치매와 그 밖의 사항

치매 전체를 놓고 보았을 때, 4~5퍼센트 정도이지만 뇌 속의 숨겨진 질환이라든가 전신의 다른 병의 영향 등으로 치매 증상을 일으키는 경우가 있는데 그것이 바로 2차성 치매이다.

만성경막하혈종, 수두증은 그 대표적인 것이다. 모두 뇌 외과치료를 해야 한다. 치료는 역시 빠르면 빠를수록 좋다. 만성경막하혈종은 이런 식으로 일어난다.

할아버지가 자택 정원에서 넘어져 그 때는 아무렇지도 않았는데 3개월쯤 지나 멍해지기 시작했다. 종잡을 수 없는 일이 계속되므로 '좀 이상하다. 치매가 시작된 게 아닐까'하고 가족이 걱정하고 있는데 수일 사이에 급속히 나빠졌다.

먼저 눈에 두드러지는 증상은 걸음걸이가 서툴러지거나 소변을 갑자기 흘리거나 하는 행동이다. 보통 치매와 달리 급속히 이상이 나타나는 것이 특징이다.

다음은 L박사의 체험담이다.

만성경막하혈종의 수술은 뇌외과수술 중에서도 가장 간단한 것이다. 두개골에 작은 구멍을 뚫고 경막에 메스를 넣으면 혈종이 뿜어나오므로 다음은 생리식염수로 반복해서 씻을 뿐이다. 국소마취이기 때문에 혈종이 제거되었을 때, 환자는 아직 수술대 위에 누워 있으면서 "덕분에 머리가 가벼워져서 상쾌했다."고 기뻐하거나 한다. 정말로 극적인 순간이다.

단, 여기에도 타임리미트는 있다. 조기 발견이야말로 치료를 위한 우선 조건이라는 점을 반드시 기억할 필요가 있다.

그 외 혼동하면 곤란한 것에 '초기 우울증'이 있다. 요즘 매스컴 등에 자주 등장하는데 초기 우울증은 치매와 어떻게 다를까.

L박사는 그렇게 불리고 있는 증상의 대부분은 노인성 치매

증 그 자체, 즉 치매일 것으로 생각한다고 밝히고 있다.

우울은 그 상태가 소치매, 대치매라는 것처럼 정량화할 수 없고 레벨화도 할 수 없다.

DSMⅢR(미국의 정신의학회가 내고 있는 기준)이라는 것이 있다.

그것에 따르면 인지장애가 있는 것이라든가 비애감이 눈에 두드러진다. 어떤 사람이 하루사이에도 기분이 수시로 바뀌어 죽고 싶다고 생각한다든가 그 반대로 생각하든가 하는 식으로 하루사이에 변동이 심한 것이 우울병의 지표가 되고 있다.

그렇지만 예를 들어 어디부터 어디까지를 인지장애라고 하느냐, 그것을 치매의 「가나 줍기 테스트」와 같이 점수화하려고 해도 방법이 없다.

결국 그 경계선은 확실히 모른다. 지금 확실히 알고 있는 사실로써 내인성이라고 해서 선천적으로 우울증을 일으킬 가능성을 갖고 있는 사람은 60세가 되고 나서 갑자기 증세가 나타나는 일은 없다는 것이다.

그 전에 여성이라면 첫경험이나, 출산 후, 결혼 전에 우울해지는 등의 우울한 에피소드를 거쳐 그 후 신체적인 면까지 그 증세가 옮겨가 우울해진다고 하는 변화를 나타낸다.

이 기회에 우울증에 관한 감별법을 몇 가지 들어 보기로 한다. 하나는 항울제를 주었을 때 그것에 반응하면 틀림없이 우울병이다. 약을 먹여도 변함없는 사람은 거의 치매 증상의 사람이라고 봐도 좋을 것이다.

두번째, 중간이나 중증의 우울증일 때는 할 수 없지만 가벼운 우울증일 때라면 「가나 줍기 테스트」를 해 봐서 불합격이 될 확률이 높다는 것이다.

역시 전두엽의 움직임이 나빠지기 때문이다. 그러나 MMS 테스트에서는 오히려 합격자가 많다고 한다. "계산해 보세요"라고 문제를 내면 자신이 없는 소리로 「93, 다음으로 86, 그 다음은 79」라고 정확히 대답한다. 자신이 없는 대답이라고 하지만 좌뇌의 기능은 정확히 회전하고 있는 것이다.

3번째의 방법은 HM의료센터의 리더인 L박사가 고안해낸 특유의 감별법이다.

박사는 처음에 "잠은 잘 잡니까?"하고 묻는다고 한다. 우울증에 걸린 사람이라면 1년간이나 잘 수 없었다고 대답할 것이다. 반대로 치매에 걸려 있는 사람은 잘 잔다. 본인도 잘 자냐고 물으면 '네, 잘 잡니다'라고 대답한다는 것이다.

조금 전에 말한 하루중에 컨디션이 수시로 바뀐다는 것들 중에는 밤에 잘 수 없기 때문에 아침에 매우 컨디션이 나쁘거나 하는 것도 포함된다.

억울성이란 의욕이 없고 의욕이 생기지 않는다고 하는 상태가 되는 것을 말하는데 이것과 전두엽의 기능장애와는 같은 것이다. 생기 넘치는 기분이 될 수 없다. 활발히 움직일 수 없다.

따라서 기분이 우울하고 억제되는 듯 할 때는 전두엽이 기능하고 있지 않을 때이고 전두엽이 기능하고 있지 않을 때는 우울한 상태가 된다는 경우도 있다.

즉, 단순히 전두엽의 기능저하 하나만을 가지고 우울병이라고 판정해서는 안 된다는 것이다.

아울러 한 가지 더 참고하자면 「우울병」과 「우울상태」도 곧잘 혼동하고 있는데 의미는 전혀 다르다는 것이다.

글자 그대로 우울병은 병이고 우울상태는 극히 일반적으로 우울병 같은 상태를 가리킨다. 사람은 너무 지나치게 실망하면 가끔 우울상태가 되거나 한다. 일의 실패라든가 주식 등으로 돈을 잃게 되었다든가 실연 등등.

프로야구의 팬이 자기가 응원하는 팀이 계속 패하자 절망해서 결국 우울상태가 되었다는 얘기도 있을 정도이다. 하물며 고령자라면 우울상태가 되는 요인은 이 세상에 산더미처럼 쌓여 있을 것이다.

기억력 저하, 배우자의 죽음, 자신이 지금까지 할 수 있던 일을 할 수 없게 되는 것, 집안에서의 위상 격하 등을 겪으며 살아가는 것이다.

우울상태는 누구나 걸리기 쉽지만 우울병은 극히 드물다. 혼동해서 지나치게 걱정하지 않도록 해야 한다.

확실히 우울병이라고 진단되면 항울제를 주는 외에는 환자를 안정시켜 자연히 에너지가 가득 차기를 기다리되, 격려해서는 안 된다는 것이 정신과 의사들의 우울에 대한 기본적인 대응방법이다.

격려를 하는 방식이 왜 부정적으로 받아들여지는가 하면 환자에게 오히려 정신적 부담이 되어 고통을 주기 때문이라고 한다.

하지만 최근 노년기 우울증을 많이 진찰한 경험이 있는 의사일 경우, 상대가 아직 젊은 사람이라면 “괜찮아요. 마음의 여유를 가지세요."라고 말할 수 있지만 만일 고령자라면 같은 우울증이라도 말을 시키는 것보다는 저녁무렵 기분이 좋아졌을 때 집 주변을 가볍게 걷게 하도록 하는 편이 좋다고 발표하고 있다.

단순하게 우울증상뿐인 사람이라도 나이를 먹어 머리와 몸을 움직이지 않고 가만히 두면 역시 치매에 걸려 버리기 때문이다.

따라서 고령자의 경우 치매 초기증세와 우울증과는 정확히 구분해 두어야 한다. 원래 우울증은 항울제를 사용하지 않았다고 해도 긴 시간의 파도를 그리면서 언젠가 자연히 치료되어 갈 가능성이 높은 것이다.

항울제는 심신을 천천히 쉬게 하면서 그 가능성을 가속시키기 위해 사용하는 것이다. 치매의 치료와는 정말로 역행되는 것이다. 때문에 '초기 우울'이라는 혼동스러운 용어는 이때 사용하지 않는 편이 좋다고 L박사는 주장하고 있는 것이다.

□ 맺음말

이미 치매에 걸린 사람은 어떻게 해야 하는가.

그것은 치매에 걸리지 않기 위한 연구나 삶의 방식, 뇌기능 회복의 문제와 중복된다. 정도가 아직 가벼운 동안은 본인과 주위 사람들이 손 쓰기도 간단하지만 중증이 되면 각오가 필요하다.

어쨌든 일본의 HM의료센터에서 실시하는 것처럼 '가나(か

な) 줍기 테스트'나 미국식의 'MMS 테스트'와 같이 치매의 레벨을 정확히 아는 것부터 시작해야 할 것이다.

마지막으로 우리나라의 치매 치료에 전념하고 있는 의료진들에게 도움이 되고자 일본의 L박사가 경험한 두 가지의 케이스를 소개한다.

앞의 것은 실패한 사례이고 두번째 것은 치료에 성공한 사례이다.

① 폐렴으로 사망한 S씨

S씨는 증상이 가장 무거운 상태일 때 우리들(하마마츠 의료센터의 L박사 이하 의료팀)의 프로그램에 참가했다. S씨가 좀 이상하다는 소리를 지역 보건원에게 듣고 보건원과 함께 집까지 S씨를 만나러 갔다.

딸과 그 남편, S씨에게 있어서 사랑스런 손자, 모두 4명의 생활이었다.

낯을 가리는 느낌의 맘 약한 것 같은 할머니. 내(L박사)가 테스트했다. 테스트를 실시한 사례 중에서는 가장 낮은 성적이었다.

왜 이렇게 되었냐고 딸에게 물었더니 손자가 유치원에 들어간 것을 계기로 갑자기 나빠졌다고 한다.

S씨의 사위되는 사람은 성실한 것 같은 과묵한 사람으로 일은 힘든 육체노동. 꽤 바쁜 것 같았다. S씨와의 사이에는 별로 대화가 없는 것 같았다.

원래 S씨는 파자마를 입은 채 택시를 타고 마을로 나가거나 절에 공양할 생각인지 요리를 냄비째 갖고 가서 냄비를 거기에 두고 오는 등 이웃의 소문 거리가 되고 있었다.

신앙심이 깊은 사람이었다. 하지만 턱받이 정도라면 보통인데 겨울이 되면 스웨터에 소매없는 비옷을 입고 거기다 모자까지 쓰고 있었다.

저녁 무렵에 절에 갔을 때 백발의 할머니가 어둠속에서 스윽 일어서거나 하면 모두가 깜짝 놀라곤 했으므로 할머니는 본의 아니게 동네 사람들에게 많은 소문거리가 되고 있었다.

유치원에 다니는 손자는 아침에 나갔다. 그러면 그 할머니는 손자의 귀가를 오전 9시부터 쭉 길가에서 기다리고 있는 것이다.

유치원에서 돌아오는 시간은 빨라야 오후 5시 넘어서였다. 이웃 사람이 차마 볼 수 없어 "지금 막 보냈으까 당장은 오지 않아요."라고 알아듣게 얘기해야 겨우 집으로 돌아오곤 했다는 것이다.

이 무렵부터 우리들(HM의료센터의 의료팀)에게 다니게 되었다.

S씨에게는 변화가 나타났다. 우리들의 프로그램에 다니게 되었을 때 주변 사람들의 얘기는 한결 같았다.

"어머 할머니 쭉 앉아 계실 수 있게 되셨네요."

급식을 도입하고 있는데 할머니는 처음, 자기의 급식이 오면 허겁지겁 먹느라 체면이 말이 아니었다. 모든 사람에게 급식이 이루어질 때까지 기다릴 수 없어 맨 먼저 걸신스럽게 먹고 있었던 것이다.

그러던 것이 우리들의 치료 프로그램에 참가하고 나서는 방석의 자기 자리에 우두커니 앉아서 얌전히 순서를 기다리게 되었다. 아울러 원래 그 할머니에게는 사람을 웃기는 재주가 있었던지 일부러 이상한 흉내를 내서 모두를 웃게 하거나 농담까지 하게 되었다. 그것에 따라 자기 자신 역시 큰 소리로 웃게 되어 갔다.

이것은 뇌 상태가 매우 좋아진 징조였다. 프로그램에서는 즐기다 오는 것을 낙으로 삼고 있었다.

그런데 집에 돌아가면 환경이 순식간에 변하였다. 사위와의 사이가 좋지 않았다. 그렇다고 해서 그 사위가 특별히 나쁜 성격의 사람이라고는 생각할 수 없다. 나(L박사)도 한번 이쪽으로 오도록 해서 S씨의 일로 상담한 적이 있었다.

성실하고 상식적으로 이상한 사람은 절대 아니다. 그런데 어떻게 말하면 좋을까. 왠지 인정미가 없다고 할까. 냉담과도 다르고 심술궂은 것도 아니다. 사실 그 할머니와 사위는 원래 타인이다.

사위와의 관계가 나빠지자 프로그램에서의 성적도 다시 나빠졌다. 사위는 공사현장에서 3교대를 하고 돌아오는데 늘 너무 지쳐 있어 신경질적인 모습을 나타내곤 했다. 특히 야근이라도 하면 낮에는 같은 집안에서 끊임없이 신경써야 한다는 것이었다. 딸은 남편과 어머니 사이에 끼어서 곤란했다.

귀여운 손자는 유치원에 가서 낮에는 집에 없었다. 항상 이 관계로 분위기가 유지되자 S씨의 상태가 나빠지는 것이었다. 그러나 우리들이 주도하는 치료 프로그램도 매일 하는 것은 아니다. 따라서 우리들의 프로그램이 빠지는 날은 S씨가 집에 있어야 했는데 그렇다고 S씨를 집에 두는 것은 곤란했다.

데이 서비스에 보내는 수밖에 없었다. 데이 서비스라는 것은 S씨의 치매 레벨보다 좀더 낮은 사람들을 위해 행정당국(일본)이 만든 시설이다. 보건부와 상담해서 S씨를 그곳에 보내기로 했다.

며칠 후 사위에게 S씨의 상태를 물었다. 그는 야근한 다음이라서 몹시 지쳐 있었는데 집에서 상당히 먼 우리들 센터까지 와 주었다.

"어머니 어떠십니까."

"데이 서비스라도 별로 다른 것 같지 않아요."

짜증이 난 상태였다. 오늘 데이 서비스에서 무엇을 했는지 물어도 전혀 기억을 못한다고 했다. 그것은 흔한 일이며 좀더 나쁘면 무엇을 물어도 대답을 못하는 경우조차 있다고 했다.

"하지만 그런데도 데이 서비스에 가고 싶어하세요. 휴일에도 나가고 싶어하시니까."

"그건 틀림없이 좋아지고 있는 징조예요. 칭찬해 주세요."

나는 그렇게 대답하고 스스로도 기분이 좋아졌지만 잠시 면담하면 가족의 자세가 적극적인지 소극적인지 잘 알 수 있다.

중치매라면 자신의 치매를 깨닫지 못하게 된다고 앞에서 몇 차례 말했다. 좋아지는 것도 나빠지는 것도 가족이나 주위의 자세에 달려 있다.

어쨌든 S씨는 데이 서비스에 즐거워하며 다니고 있었던 것 같다. 그런데 거기에서 뜻밖의 사건이 일어나 버렸다.

S씨가 있는 지역의 바로 옆에 유명한 온천 휴양지가 있다. 거기에서 어딘가 가까운 농협 사람들이 연회를 하게 되어 휴양지 여관의 마이크로 버스가 마을로 와서 길가 여기 저기에 서 있는 참가자를 모아 태우고 있었다.

마침 길을 지나가던 S씨가 마이크로 버스를 향해 불쑥 손을 올려 버렸다. 외출복장이 아니었기 때문에 운전사도 뭔가 좀 이상하다고 생각했던 것 같다. 하지만 태우지 않을 수도 없어서 그대로 여관까지 데려 갔다.

농협 사람들은 다행히 상냥한 사람들이었다. 연회와 관계가 없는 할머니를 내쫓지 않고 참가를 하지 않아서 비어 있는 자리에 앉혔다.

농협 관계자들의 형식적인 인사가 시작되었다고 한다. 그런데 S씨는 그것을 기다릴 수 없어서 멋대로 계속 먹기 시작해 버렸다. 하지만 거기까지는 아직 괜찮았다. 인사가 끝나고 이번에는 잔을 들고 서로 건배하는 순서였다.

"자 건배", "감사히 마시겠습니다."하고 모두가 잔을 들고 자리에서 일어선다. 그 빈 자리에 이번에는 할머니가 가서 맛있는 것만 먹은 후 또 다음 자리로 옮겨서 먹는 식이 되었다.

차마 보다 못한 사람이 여기 저기 전화를 걸어서 겨우 S씨의 집을 찾아냈다. 전화를 받은 것은 사위였다. 그는 "곧 모시러 가겠습니다."하고 그곳을 찾아 갔다. 찾아 온 그는 원래가 성실한 사람인 만큼 기가 죽어 매우 미안하다고 하고는 장모의 팔을 잡고 좀 외진 곳으로 데려갔다.

그리고 장모를 때리기 시작했다. 그것이 사람들이 모여 있던 연회석상에서 보였다고 한다. 보건부에서는 나중에 사위가 술에 취해 할머니를 때렸다는 식으로 진술했다.

사위의 입장에서는 일로 지쳐 있는데 소란을 피워 온가족을 휘저어 놓으니까 때리고 싶어지는 마음도 있었겠지만 그런 일이 발생하고 나자 할머니 쪽은 지능이 어린 아이들보다 낮은 단계로 떨어져 버렸다.

S씨가 있을 장소는 이미 가정 안에는 없었다. 이렇게 되면 노인집에 보내는 수밖에 없을 것이라고 우리들, HM 의료진은 생각했다. 우리들의 프로그램과 데이 서비스에서 S씨의 테스트 성적은 꽤 좋아지고 있었다.

하지만 가족으로부터 격리하기 위해 그 정도 때문에 입원시킨다는 것은 너무 슬프지 않는가. 망설이고 있을 때 부고장이 날아 들어왔다.

S씨는 폐렴으로 사망한 것이다. 몸 여기저기에 구타 흔적이 있었다. 웃을 수 없는 괴로운 케이스이다. 치매의 문제는 나라나 사회의 문제라고 변명만 할 수 없다. 그것은 곧 가족의 문제이기도 하다.

② 100세에 글씨를 훌륭히 써낸 할머니

내(HM의료팀 리더인 L박사)가 K씨를 만난 것은 K씨가 꼭 100세 때였다. 소파에 우두커니 걸터앉아서 말로 형용할 수 없는 미소로 맞아주셨다.

말쑥한 목면 홑겹에 모포를 덮고 있는 모습이 자못 부지런한 일꾼이었던 옛날을 말해주고 있었다.

"눈은 수술하고 나서 잘 보이게 됐는데 귀는 먹어서 안 좋아요."

그렇게는 말해도 얘기하는데 별 불편은 없었다. 나는 테스트를 받아 주십사 청했더니 K씨는 그것을 쾌히 승락해 주셨다. 테스트 그 자체를 흥미 깊게 느꼈던 듯이 상당히 어려운 문제도 열심히 몰두해서 기꺼이 받아 주셨다.

이렇게 생기 넘치는 K씨도 장수노인 TV 프로그램 등에서 다뤄지기 전까지는 복도 난간을 붙잡고 화장실에는 가지만 하루종일 멍하니 있는 경우가 많았다고 한다.

취재진에게 둘러싸여 여러가지 행동을 시키는 대로 하는 사이에 순식간에 건강해졌다고 며느리가 기쁜 듯이 얘기해 주었다.

내가 방문한 1년 전의 여름, 어느 주조원(민속주를 만드는 곳)에서 K씨에게 한가지 의뢰가 날아들었다고 한다. 경로일에 '장수주'라고 명명한 금박이 들어있는 술을 팔고 싶다는 것이었다.

결국은 그 라벨에 'K'라고 서명해 줄 수 없느냐는 부탁이었다고 한다. 그 이후였다. K씨의 100년 생에 처음으로 습자 연습이 시작되었다. 어쨌든 꼼꼼한 성격의 사람이었으므로 붓을 든 그날부터 매일 빠짐없이 자신의 이름을 연습해서 얼마 후 멋진 라벨이 되어 열매를 맺기에 이르렀다.

'장수주'는 인기가 좋아 상당히 팔렸다고 한다. 이번에는 축세용의 인형 세삭에 기획되고 그로 인해 메시지를 쓰는 일에 대해 의뢰가 들어왔다.

그런데 잘 쓸 수 없었다. 처음에는 도저히 쓸 수 없었다고 한다. 하지만 K씨의 위대함은 이때부터 시작되었다.

어쨌든 쉬지 않고 연습했다. 그 때문에 사용한 연습지와 원고지가 쌓여 무려 50센티 이상이나 되었다.

그리고 가장 마지막으로 넘겨 준 원고, 작품에는 3줄 모두 훌륭한 글씨가 쓰여 있었다.

축하합니다. 축하합니다. 축하합니다. 훌륭한 뇌의 작용, 그보다 더 노력하는 위대함.

새해 정월이 되었다. K씨는 지금까지의 연습 위에 끊임없는 노력을 기울여 더구나 스스로 즐기면서 새해 마음가짐을 글로 썼다.

K씨는 물론 그것도 잘 보관해 두었다. 그리고 올해는 어느 유명한 신사로부터 그것을 부탁받았다고 한다.

K씨는 정말로 귀여운 할머니이다. 하지만 그저 귀여울 뿐인 사람은 아니다. 무엇에나 도전해 보려는 의욕이 있고 끊임없이 노력하며 더구나 그것을 즐길 수 있는 여유도 가진, 중심이 확실한 훌륭한 여성이다.

사는 것은 뇌를 쓰는 것 그 자체라고도 말할 수 있다.

뇌를 노화시키고 싶지 않으면 생동감 있으면서 즐겁게 뇌를 계속 써야 한다.

그것이 치매 예방을 위한 철칙이다.

판	권
본	사
소	유

치매 예방과 치료법

2021년 10월 25일 재판
2021년 10월 30일 발행

지은이 | 현대건강연구회
펴낸이 | 최 원 준

펴낸곳 | 태 을 출 판 사
서울특별시 중구 다산로 38길 59(동아빌딩내)
등 록 | 1973. 1. 10(제1-10호)

■ 주문 및 연락처
우편번호 04584
서울특별시 중구 다산로 38길 59(동아빌딩내)
전화 : (02)2237-5577 팩스 : (02)2233-6166

ISBN 978-89-493-0645-2 13510